鼻科专家教你

深度

DEEP

睡眠

SLEEP

〔日〕黄川田彻 著

彭成 译

中国妇女出版社

HANA SENMON I GA OSHIERU 'JYUKUSUI' WO TE NI SURU
SAIKO NO HOHO written by Toru Kikawada
Copyright©2021 by Toru Kikawada. All rights reserved.
Originally published in Japan by Nikkei Business Publications, Inc.
Simplified Chinese translation published by China Women Publishing
House

著作权合同登记号　图字：01-2022-4677

图书在版编目（CIP）数据

鼻科专家教你深度睡眠 ／（日）黄川田彻著 ；彭成
译. -- 北京：中国妇女出版社，2023.3
　　ISBN 978-7-5127-2210-1

Ⅰ. ①鼻… Ⅱ. ①黄… ②彭… Ⅲ. ①睡眠－普及读
物 Ⅳ. ①R338.63-49

中国版本图书馆CIP数据核字(2022)第253020号

策划编辑：朱丽丽
责任编辑：朱丽丽
封面设计：李　甦
责任印制：李志国

出版发行：中国妇女出版社
地　　址：北京市东城区史家胡同甲24号　　邮政编码：100010
电　　话：（010）65133160（发行部）　　65133161（邮购）
邮　　箱：zgfncbs@womenbooks.cn
网　　址：www.womenbooks.cn
法律顾问：北京市道可特律师事务所
经　　销：各地新华书店

印　　刷：三河市祥达印刷包装有限公司
开　　本：150mm×215mm　1/16
印　　张：13.5
字　　数：150千字
版　　次：2023年3月第1版　　2023年3月第1次印刷
定　　价：49.80元

如有印装错误，请与发行部联系

睡眠不好。

半夜醒了好几次。

睡了也无法消除疲劳。

白天犯困，注意力下降。

我想，阅读这本书的各位，恐怕都有这样的烦恼。

事实上，导致这些问题的其中一个原因，便是睡眠过程中的鼻塞。

通过改善鼻塞，提高睡眠质量，工作与日常生活的表现便可得到提升。这是我作为一个鼻科医生的建议，也是这本书的目标。

鼻塞检查表

你的鼻子有没有问题，请先检查如下各项：

睡眠中

- ☐ 打鼾
- ☐ 张嘴睡觉
- ☐ 半夜醒来

起床时及白天

- ☐ 起床困难
- ☐ 早起后仍有疲惫感
- ☐ 白天犯困

身体状态

- ☐ 吃东西时咀嚼不足，直接吞咽
- ☐ 味觉迟钝
- ☐ 运动时喘不过气

如果你有上述任何一项问题，都要当心哦！

睡眠与鼻子密不可分的关系

为何鼻科专家要谈论睡眠呢？因为睡眠的质量与鼻子有着密不可分的关系。

市面上有许多关于睡眠的书，电视里有关睡眠的专题节目也层出不穷。近年来，睡眠问题得到人们越来越高的关注。

社会上曾流行"少睡觉、多干活"的风气，电视广告里也常常见到"奋战 24 小时"之类的内容。

而现如今，大家的共识似乎是：为了确保身心健康，一定要保证充足的睡眠。

可能越来越多的人在想："为了更好地完成新一天的工作，我一定要睡个好觉！"

然而，许多人却"入睡难，起床难""半夜醒来好几次""白天犯困，注意力不集中"等。这些状态，正是所谓的睡眠障碍。

引发睡眠障碍的原因各式各样。一般而言，压力，生活节奏紊乱，服用药物、酒精或咖啡因，噪声或强光环境等都会对睡眠造成影响。另外，各种疾病所引发的身体疼痛、瘙痒、尿频、咳嗽等症状也会引发睡眠障碍。心理疾病也与睡眠障碍息息相关。

但是，除了这些，我们都知道睡眠障碍的一个重大诱因。这个重大诱因便是——鼻子！

本书将以"鼻子"为中心，为您解说获得深度睡眠的方法。

■ 国外早已是常识，鼻部问题与睡眠障碍息息相关

大约 10 年前，国外便发表了研究鼻部问题与睡眠障碍两者关系的论文，而日本开始关注这个问题，也只是最近 1～2 年的事情（*1）[1]。这里所说的鼻部问题，除了指由杉树、柏树、禾本科植物等引起的花粉症外，也包括由屋尘等引起的过敏性鼻炎、其他慢性鼻炎、鼻窦炎等。想必有很多人在每个季节都会为花粉症而烦恼，还有不少人则因鼻炎经常流鼻涕、打喷嚏、鼻塞而困扰不已。

许多被花粉症与慢性鼻炎困扰的人都会觉得头

---

[1]　文中加 * 部分请参阅本书末尾的"主要参考文献"对应条目。

昏脑涨、容易疲劳，而又无法摆脱疲劳感。这些症状之所以出现，我认为主要应该归咎于鼻炎治疗药物让人犯困的副作用。然而，花粉症时期的注意力涣散与工作效率下降实际上与睡眠障碍有关。

■ 鼻塞会让睡眠变浅，即便睡觉也无法消除疲劳

花粉症等导致的鼻部问题为何会引发睡眠障碍呢？

简言之，就是鼻子发生堵塞，呼吸困难，不知不觉中大脑变得清醒，从而导致睡眠质量恶化。这便是鼻部问题引发睡眠障碍的原理。

鼻子承载着维持生命的呼吸功能，一旦堵塞，人便只能用口呼吸，进而无法摄入足够的氧气。如果是在睡眠中发生鼻塞，便会在痛苦中睡得很浅，无法

Q：鼻塞会导致睡眠变浅吗？

A：鼻塞导致睡眠变浅的人，占七成以上！

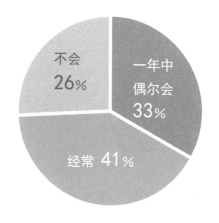

睡眠中发生鼻塞，让人睡眠变浅，无法进入深度睡眠。

时间：2019年1月1日—2019年12月31日

对象：初次问诊的3023人（成人）

进入深度睡眠状态，即便睡了也无法消除疲劳。于是，白天犯困，整个人变得疲惫不堪。在这样的状态中，人无法集中精神工作，也是没有办法的事情。

我在鼻科医院对前来就诊的成年患者进行初次问诊时，发现由鼻塞引起睡眠变浅的人居然高达 74%。

■ 没有主观症状的"鼻塞"患者也很多

许多人完全没有注意到鼻炎引发的睡眠障碍有多么严重，他们觉得，如果鼻塞真让人痛苦的话，自然而然就会注意到。然而，事实并非如此。

首先，对于慢性鼻塞患者而言，他们觉得这样的鼻塞状态是理所当然，完全没有"自己的鼻子堵塞了"的主观觉察。

一些人的印象里，鼻塞是指鼻子完全堵塞，无法用鼻子呼吸的状态。然而所谓的鼻塞根本不需要达到这种程度，只要开始用嘴辅助呼吸，就已经属于鼻塞范畴。

另外一点想让大家知道的是，许多人的鼻塞状况只发生在睡觉的时候。

在白天，人们的鼻炎症状一般并不明显，睡眠中才变得严重。因此，缺乏"自己有鼻炎"的主观觉察，任鼻炎自行发展的人并非少数。这些鼻塞的人未必能注意到由于自己睡眠质量的恶化，白天的工作或学习效率以及表现已然大打折扣。

▪ 清单检查！你的鼻子还好吗？

序章之后，我会详细解释这一切。但眼下要判断鼻塞是否引起了睡眠障碍，最容易理解的检查点，便是是否打鼾。

如果一个人睡觉时打鼾，那么基本可以认为他在睡眠中发生了鼻塞。

另外，除了打鼾，是否由鼻塞引发睡眠障碍的检查点还有很多。无论是独居者，还是那些虽与亲人住在同一屋檐下却睡在不同卧室的人，他们并不知道自己是否打鼾，也不知道是否应该在鼻塞的检查点上打钩。在此，建议这类人在检查时尝试先勾选"鼻塞"这一项再说。

鼻炎检查清单

身体状态

☐ 无论是否有主观症状，都曾被诊断患有鼻炎

☐ 经常擤鼻涕

☐ 吃东西的时候咀嚼不足，直接吞咽

☐ 味觉迟钝

☐ 运动时喘不过气

☐ 下巴小，牙齿排列不齐

☐ 容易引起哮喘、支气管炎等呼吸道黏膜问题

儿童也要注意

☐ 经常张着嘴

□ 上小学后还会尿床

□ 容易烦躁、生气

□ 弯腰驼背

□ 不擅长读书等需要集中注意力的事情

□ 坐立不安

※ 孩子的鼻炎检查清单详细情况请参考第 149–151 页。

睡眠中

□ 打鼾

□ 张嘴睡觉（嘴巴稍微张开的情况也要当心，特别是早上）

□ 呼吸暂停

□ 频繁翻身

□ 半夜醒来

起床时

☐ 起床困难

☐ 早上起床后仍觉疲惫

☐ 早上起床后仍觉口渴、喉咙干燥

白天

☐ 口呼吸

☐ 犯困

☐ 难以集中注意力，集中注意力的时间短

■ 恢复睡眠质量，提高注意力与效率

看了检查清单，你是否会对自己与家人产生怀疑："难不成我们在睡觉的时候都会鼻塞？"

鼻塞引发睡眠障碍，影响睡眠质量，身心负担持续增加自不必说，注意力无法集中，从而导致学习、工作效率下降，这种情况决不可掉以轻心。

另外，如果孩子有睡眠障碍问题，我建议应该积极地去改善。在孩子成长过程中，睡眠质量变差所产生的影响不容忽视。

本书首先为大家说明鼻塞的坏处，以及鼻塞导致睡眠质量恶化、让大家日常表现变差的可能性。接着，本书为大家解说是哪些病因导致了鼻塞，以及讨论如何改善鼻塞症状比较好——并不仅仅是让大家去医院治疗。我也会详细介绍洗鼻子的方法，让大家

在日常生活中就能简单应对鼻塞问题。

我 40 岁离开大学医院，在静冈县滨松市开了一家面积大概有 50 平方米的耳鼻科小诊所，从那时起，我才开始致力于研究鼻塞的治疗。在那之前，我经常做一些耳部与头颈部的手术，尤其致力于头颈部癌的手术治疗，而对鼻部治疗的经验几乎一片空白。

但是诊所开业后，我发现非常多的人因慢性鼻炎和鼻窦炎的症状而不胜其烦。一般来说，对于鼻炎，医生所进行的治疗手段，仅限于抽吸、雾化器（让病人吸入使黏膜收缩的雾状药物的机器）以及服用药物等。然而这些治疗手段只有暂时的效果。在治疗后没有效果的患者，则需要在大学医院或综合医院住院 2 ~ 4 周，并接受手术治疗。

在其他医疗技术急速发展时期，针对慢性鼻炎和鼻窦炎的治疗却在数十年间没有任何进展。

受此冲击，我定下目标，决定研发出安全性高、效果好、身体负担少、孩子也能适应，更不需要住院的手术治疗方法。

我积极研发手术治疗鼻塞的方法，并引进当时罕见的内窥镜导入技术，在 1991 年又引入了全身麻醉的鼻部日间手术[2]的专业设施。此后，我还致力于研发适合短期住院的手术方法，以及手术时使用的机器。为了缩短手术时间、减轻患者的身体负担，经过反复努力，2008 年，我又在东京开设了日间全麻鼻科手术专科。

近 30 年来，我一直致力于鼻部手术治疗。诊所开业以来，接受鼻部手术的患者高达 14000 人。诊所中一个医生做多台手术的情况也很常见。如此大量

---

2 日间手术也称当日手术，不需要住院，在观察 24 小时后就可以出院。日间手术的要求比一般普通门诊手术要求高，从麻醉角度来说，日间手术大部分是全身麻醉，门诊手术以局部麻醉为主。

的鼻部手术，在全世界范围内也很少见。而后，在进行鼻部手术治疗过程中，我才注意到鼻塞和睡眠的关系。

很多人因为鼻塞导致睡眠质量持续变差，儿童鼻塞甚至会严重影响他们的身心成长，然而许多人对此并没有正确的认识。

希望通过本书，拓展大家对鼻塞导致睡眠质量恶化风险的认识，并为读者朋友与其家人们的日常生活表现助一臂之力，我便会非常高兴了。

黄川田彻

目 录
CONTENTS

第 2 章

不良睡眠信号一：口呼吸 /039

第 **3** 章

不良睡眠信号二：打鼾 /063

第 **6** 章

第 7 章

睡眠障碍对孩子身心的影响 /145

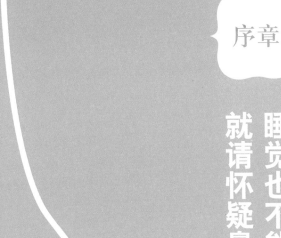

序章

睡觉也不能消除疲劳的话，
就请怀疑鼻部问题

1 消除鼻部问题，提高生活质量

在办公桌前注意力涣散，工作效率怎么也提高不了。

明明认真参加会议，中途却困得迷迷糊糊。

……

以上烦恼许多人可能都有过。30 岁至 50 多岁的人认为是自己的年纪越来越大，觉得"都是自己的错，没有办法"，也有人认为"工作太忙，累是无可避免的"，大概有一半人都持一种自我放弃的态度。

但事实上，大家的工作表现之所以不尽如人意，可能只是因为睡眠时鼻子被堵住，发生了"鼻塞"而已。

40 多岁的个体户 A 先生注意到自己有口呼吸的情况，家人也跟他说"最好不要那样呼吸"，于是他来到我们的诊所。虽说他的状况不会让日常生活变得特别困难，但是检查后发现他有因鼻炎引起的鼻塞，于是他便决定接受治疗。

当我们回访治疗后的 A 先生时，发现他身上出现了戏剧性的变化：慢性疲劳消失，脑子变得灵光，注意力提高，工作表现也大为改善。

他说："从小时候起，我身体就弱，也意识到自己体力不足。上课经常打瞌睡，步入社会后更是下班一回家就能睡三四个钟头。平日里经常犯困打盹儿，休息日更是能呼噜呼噜睡上一整天，出门也容易累，经常需要坐下休息。我一直觉得这些状况都是理所当然，没想到治疗鼻炎后，我白天的睡意居然完全没有了……"

A先生还说，自己不再打盹儿，连家人都纷纷感叹："最近你不在奇怪的时间点睡觉了呢！"

"本以为起床难，白天头昏脑涨是自己的体质问题，但治疗后闹钟一响我就醒了。不打盹儿，还有更多的活动时间，白天时头脑也比以前更灵光，注意力也提高了。以前的我，工作时头脑不清醒，疲惫不堪，导致电脑操作常常出错，但是治疗后，这些问题都大为减少。"

A先生的问题如今都烟消云散了。工作效率大大改善后，他才发现自己原来的睡眠质量竟是一塌糊涂。

　　"我想我之前只是没有意识到无论怎么睡觉都无法消除疲劳也是一种疾病。一想到当时如果自己没有选择治疗鼻炎，便会后怕。"

2 | 注意力与鼻部问题之间的关系

鼻子不适，到底会对我们的生活质量有多大的影响呢？我们从 2015 年 7 月—2017 年 10 月来诊所接受鼻部手术治疗的 16 岁以上的患者中，对术后 6 个月的 326 名患者做了一次调查，在此给大家做一介绍。

调查使用的表格叫作"鼻炎和结膜炎患者的生活质量调查表 /RQLQ（S）"，这是鼻炎领域广泛使用的标准调查表，由患者自行填写。

在"眼、鼻以外的各种症状"一项中，有"疲劳""口渴""效率下降""犯困""注意力下降""头痛""疲惫不堪"7个分支项。

调查对象要根据"困扰到什么程度？"这个问题，用"一点儿都不困扰"到"极度困扰"7种不同程度的描述对各个分支项进行回答，并填写长达一周的记录。

从初诊时的调查结果（轻度困扰到极度困扰）来看，对"注意力下降"感到困扰的人占59.9%，对"效率下降"感到困扰的人占55.9%，对"犯困"感到困扰的人占61.3%，对"疲劳"感到困扰的人占44.0%，而对"疲惫不堪"感到困扰的人占48.3%。

另外，在该调查的"睡眠"一项中，有"睡不着觉""半夜醒来""无法获得满意的睡眠"等分支项。调查对象要根据问题"睡觉时困扰到什么程度？"，与之前一样用 7 种不同程度的描述来对各个分支项进行回答，并填写长达一周的记录。

初诊调查的结果显示，41.8% 的人因"睡不着觉"而困扰，41.4% 的人因"半夜醒来"而困扰，而多达 56.3% 的人因"无法获得满意的睡眠"而困扰。

从这些数据中可以看出，因鼻塞来医院就诊的患者中，大多数都有"睡不着觉""半夜醒来""无法获得满意的睡眠"等困扰。而且，大家还能够看到，大多数患者除了饱受鼻塞的困扰，还有注意力下降、效率下降，以及犯困等诸多烦恼。

那么，这些恼人的事，在手术治疗后会发生怎样的变化呢？

我们在术后 6 个月时让他们填写了同一份问卷

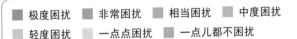

极度困扰　非常困扰　相当困扰　中度困扰
轻度困扰　一点点困扰　一点儿都不困扰

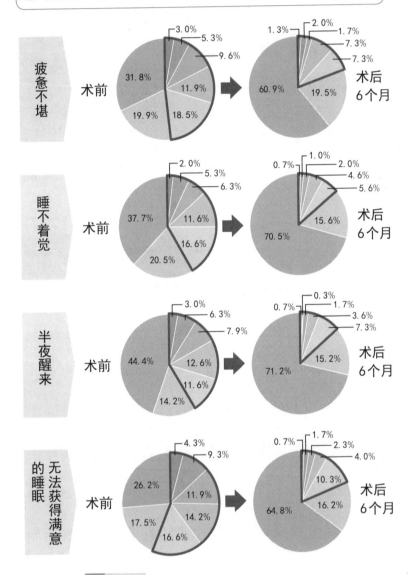

疲惫不堪　术前 ➡ 术后6个月

3.0%　5.3%　9.6%　31.8%　11.9%　19.9%　18.5%
1.3%　2.0%　1.7%　7.3%　7.3%　60.9%　19.5%

睡不着觉　术前 ➡ 术后6个月

2.0%　5.3%　6.3%　37.7%　11.6%　16.6%　20.5%
0.7%　1.0%　2.0%　4.6%　5.6%　70.5%　15.6%

半夜醒来　术前 ➡ 术后6个月

3.0%　6.3%　7.9%　44.4%　12.6%　11.6%　14.2%
0.7%　0.3%　1.7%　3.6%　7.3%　71.2%　15.2%

无法获得满意的睡眠　术前 ➡ 术后6个月

4.3%　9.3%　26.2%　11.9%　14.2%　17.5%　16.6%
0.7%　1.7%　2.3%　4.0%　10.3%　64.8%　16.2%

图 序-1　鼻塞治疗后生活质量大幅改善

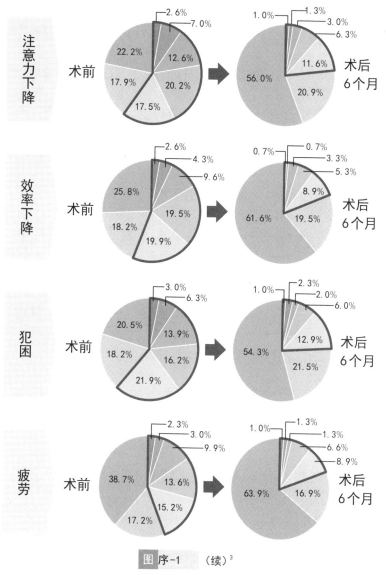

注意力下降

术前 2.6% 7.0% 22.2% 12.6% 17.9% 20.2% 17.5%

术后 6个月 1.0% 1.3% 3.0% 6.3% 56.0% 11.6% 20.9%

效率下降

术前 2.6% 4.3% 9.6% 25.8% 19.5% 18.2% 19.9%

术后 6个月 0.7% 0.7% 3.3% 5.3% 61.6% 8.9% 19.5%

犯困

术前 3.0% 6.3% 20.5% 13.9% 18.2% 16.2% 21.9%

术后 6个月 1.0% 2.3% 2.0% 6.0% 54.3% 12.9% 21.5%

疲劳

术前 2.3% 3.0% 9.9% 38.7% 13.6% 15.2% 17.2%

术后 6个月 1.0% 1.3% 1.3% 6.6% 8.9% 63.9% 16.9%

图 序-1 （续）[3]

时间段：2015年7月—2017年10月

调查对象：326名16岁以上接受鼻部手术的患者

3　本页扇形统计图中的数据都是原始统计数据，四舍五入后可能导致总和略大于或略小于100%。

调查表。这次，因"注意力下降"而困扰的人仅占23.2%，因"效率下降"而困扰的人仅占18.9%，因"犯困"而困扰的人仅占24.2%，因"疲劳"而困扰的人仅占19.1%，因"疲惫不堪"而困扰的人仅占19.6%，各项的人数比例都大幅下降。

而关于睡眠一项，因"睡不着觉"而困扰的人仅占13.9%，因"半夜醒来"而困扰的人仅占13.6%，因"无法获得满意的睡眠"而困扰的人仅占19.0%，该项的人数比例也大幅减少。

从调查结果可以看出，鼻塞的治疗能大大提高人们的生活质量。

大家想必都能看出，我们的治疗不仅仅解决了鼻子本身的困扰，还能顺便消除睡眠的困扰。除此之外，还能有效改善注意力和效率下降、疲劳等问题。

实际上，在医院接受鼻塞治疗的患者，不仅鼻塞得到了改善，还出现了像 A 先生那样"不容易疲劳""工作表现提高""注意力提高"等锦上添花的情况。儿童方面也有类似的案例，经常听到孩子们说"成绩提高了"这样的话。

第 1 章

工作也好，人生也好，都可以由每天的睡眠质量决定

1 原来睡眠严重不足，不仅仅是犯困而已

因为鼻塞而来医院就诊的患者大多有"睡不着觉""半夜醒来""无法获得满意的睡眠"等烦恼，鼻塞有时会造成严重的睡眠障碍。

通常，当我们谈到"睡眠障碍"，不仅指怎么也睡不着觉（入睡困难）、半夜醒来（中途觉醒）、过早醒来（清晨觉醒）、因睡眠浅而无法进入深度睡眠（熟睡障碍）等"失眠症"，也指"睡眠呼吸暂停综合征"，还指白天过度犯困的"嗜睡症"，甚至包括睡眠中发生脚痒等异常感觉，让腿无法安

定下来的"不宁腿综合征"等。

主要睡眠障碍

失眠症	在这种状态中，你会有诸如躺在床上也睡不着的"入睡困难"、半夜醒来的"中途觉醒"、过早醒来的"清晨觉醒"、因睡眠浅而没有恢复感的"熟睡障碍"等症状。所以，即便能确保在床上躺很久， 但由于睡眠质量下降，白天的生活质量也会相应下降。
嗜睡症	白天困倦、昏沉。除了觉醒功能下降而引起的暂时性症状（如神经衰弱）外，也有由于睡眠质量恶化而不能充分休息，进而白天犯困的情况。
睡眠呼吸障碍	引发巨大鼾声，乃至睡眠中让呼吸停止的"睡眠呼吸暂停综合征"等。
不宁腿综合征	脚发痒等异常感觉，让腿无法安定下来，影响睡眠。

其中，睡眠呼吸障碍的坏处在于，因为呼吸困难，大脑会反复觉醒，这会让睡眠质量下降，身心得不到充分休息。虽然有人因为觉察到"半夜醒来"而烦恼不已，但也有不少人并没有注意到大脑在半夜里的反复觉醒。有人觉得自己的睡眠时间是足够的，但实际上，他们的睡眠质量很差，有可能正处于慢性睡眠不足状态。

本章会详细说明睡眠不足对我们的身心有什么影响，以便大家对因鼻塞引起的睡眠不足状态有更深的理解。

2 睡眠时间不足 5 小时的人抵抗力低

为了保证对疾病的抵抗力，适度的运动、均衡的饮食，以及充足的睡眠，让身心得以好好休息，都是必要的。在考虑睡眠和疾病之间的关系时，可以参考美国加利福尼亚大学旧金山分校精神医学领域讲师阿里克·普拉泽关于睡眠和免疫系统关系的实验。

普拉泽召集了 164 名健康男女（18 ~ 55 岁），对他们的睡眠进行测试后，便将所有人隔离起来，并在他们的鼻子里放入引发感冒的雷诺病毒。此后一周，这些志愿者将留宿在研究所内，以便进一步分析他们的血液、唾液、鼻涕、免疫抗体等，调查他们是否因感染病毒而感冒。

这个实验很有趣的地方是，志愿者们会根据放入病毒前一周的睡眠时间（不足 5 小时、5～6 小时、6～7 小时、7 小时以上）而被分为 4 组，结果睡眠时间和病毒感染率成反比。病毒注入前 1 周的睡眠时间越短，感染病毒的概率越高。睡眠时间不到 5 小时的人感染率高达 45%，而睡眠时间达 7 小时以上的人感染率仅占 15%。

当我向鼻塞患者询问平时的情况时，发现他们非常容易感冒。而通过手术治疗改善鼻塞状况后，不少人声称自己"不怎么感冒了"。

当然，除了鼻塞外，与感冒相关的因素还有很多，所以不能只根据患者的主观描述来判定鼻塞和感冒的关系。但是，从睡眠时间和雷诺病毒感染率的关系来看，为了预防感冒和流感等传染性疾病，还是应该鼓励人们保持充足的睡眠时间。所以，有意识地改善鼻塞，进而确保优质睡眠，是有必要的。

3　慢性睡眠不足与熬夜没有差别

　　序章中已经向大家介绍过我们诊所一些患者的情况，从中可以发现，那些有鼻塞症状的患者通常都有睡眠障碍、注意力下降等问题。

　　关于睡眠不足会导致注意力下降的问题，有很多相关的实验。例如，美国加利福尼亚大学伯克利分校教授、睡眠科学家马修·沃克在《睡眠才是最强解决方案》一书中指出："即使只是稍有睡眠不足，最先受到影响的脑功能便是'注意力'。"

该书也介绍了美国宾夕法尼亚大学佩雷尔曼医学研究院"睡眠·时间"生物学研究所教授戴维·丁格斯的实验。该实验对被实验者的睡眠时间进行了各种各样的调整,其中,有每晚睡眠8小时的小组和3天完全不睡觉的"持续通宵"小组。

在"慢性睡眠不足"的类别中,还有每天睡眠4小时的小组,以及与之对照参考的每天睡眠6小时的小组。实验内容为:当按键发光或电脑屏幕发光后,要在一定的时间内按下对应的按钮,观察反应的正确性和反应的速度,以测试被实验者的注意力。

实验结果可以总结成如下3个要点:①每天8小时睡眠的小组在2周内的表现与发挥几乎完美;②睡眠减少的小组不仅全体人员反应速度下降,还出现了数秒左右"完全没有反应"的状态;③10天里持续每天睡眠6小时的小组,效能下降到与24小时完全不睡觉的小组相同的水平，而且在进一步的实验中，其效能还在持续下降。

在第②点里提到的"完全没有反应"状态发生后，丁格斯教授还发现了"微睡眠"现象。所谓"微睡眠"，指在本人没有觉察的短时间内，大脑无法接收外界信息，完全睡着的打盹儿状态。

微睡眠之所以危险，是因为它虽然只有短短几秒钟，却会引发像车祸那样的严重后果。据了解，微睡眠是由于慢性睡眠不足导致的。具体来说，日常睡眠时间不足 7 小时就会发生微睡眠。

关于第③点，慢性睡眠不足会导致效能下降到和通宵熬夜相同的水平，而且只要慢性睡眠不足还在持续，那么效能的下降就不会停止。

4 很多人对自己的鼻塞症状毫无觉察

　　问题是，对睡眠不足习以为常的人大多没有注意到这样的事实。

　　之前介绍过的 A 先生，虽然由于鼻塞引起了睡眠障碍，但是一开始他根本没把这当回事儿，而和他一样处于慢性睡眠不足状态的人绝不在少数。A 先生不仅没有注意到自己的睡眠质量不好，更没有注意到自己效能下降的事实。生活中，这种情况非常常见。

对此，沃克在书中指出了很重要的两点："当被试验者被问到自己的效能下降了多少时，所有人都低估了下降的水平。"不同睡眠时间引发效能变化的实验结果都涉及这个"睡眠不足的最大危害"。

举个例子——就像那些喝多了酒的人摇摇晃晃地握着车钥匙，还坚持说"我没醉，可以开车！"一样。

沃克提出的另一个重点是：标准被重置的现象。书里是这么说的："长期睡眠不足的人会习惯自己效能下降的状态。他们觉得反应迟钝、发呆、能量低是自己的正常状态。因此，由于慢性睡眠不足，自己的能力下降，健康也逐渐被侵蚀，却难以被发现。"到了这种状态，很少有人会把睡眠不足和身心不调联系在一起。

很多人没有注意到睡眠中发生过鼻塞，更不用说注意到睡眠障碍与慢性睡眠不足。其理由恐怕正是：自己就是或身边有这种类型的人，他们认为能量低的状态就是自己的正常状态，而且没有注意到健康正被睡眠不足一点点侵蚀。

5 | 睡眠不足的人容易生气

睡眠不足不仅会削弱我们的注意力，也会让我们的工作和学习效能纷纷下降。我们都知道，对人类来说，重要的情感控制、创造性与社交活动都会因睡眠不足而受损。

沃克为了弄清楚睡眠不足的人为什么容易烦躁，使用磁共振成像技术做了一个实验。在实验中，作为被实验者的健康成年人被分为两组，一组熬夜，另一组正常睡眠。接着，让他们去看篮子、浮木等情绪中立的照片，以及燃烧的房子和即将发动袭击的蛇等引起消极情绪的照片，共 100 张。最后用磁共振成像技术扫描大脑，对两个小组成员的反应差异进行研究。

结果表明，熬夜导致睡眠不足的小组成员的小脑扁桃体反应增加了 60%。小脑扁桃体掌管着愤怒的情绪，与压力也有一定关系。另一方面，获得充足睡眠的小组成员即使看了同样的照片，小脑扁桃体的反应也被抑制。实验结果表明，睡眠不足会导致小脑扁桃体反应过度，人更容易烦躁。

在职场中，交流能力的重要性无须赘述。管理人员更需要提高处变不惊与控制情绪的能力。

为了更好地控制情绪，很多人都在学习管理情绪的方法，但是如果睡眠不足的状态持续下去，情绪控制就会变得非常困难。所以，必须从睡眠质量入手解决问题。

沃克为了调查睡眠不足对生产性和创造性的影响，使用了与实际工作接近的任务性实验。

具体来说，沃克给被实验者安排了各种各样的工作，从单纯的接听电话，到需要创造性与解决力的复杂任务，并让睡眠不足的被实验者与睡眠充足的被实验者从中选择自己想做的工作。

沃克分析完实验结果称："选择简单工作的人一定是睡眠不足的被实验者。"睡眠不足的人往往会选择更轻松的工作，几乎没有任何创造性解决问题的策略。

沃克同时指出，仅凭这件事并不能断定睡眠不足的人才会选择更轻松的工作。因为对于轻视睡眠的人来说，其性格中可能原本就有选择轻松工作的倾向。但是，沃克又针对那些选择轻松任务的人做了进一步实验。他让那些选择轻松任务的人在睡眠充足的状态下对同样的工作进行再选择。这一回，他们选择了更困难的工作。

　　根据林林总总的研究结果，沃克认为，睡眠不足的人生产力下降、动力下降、创造性下降、幸福感下降，并变得懒惰。不仅如此，连伦理观都会下滑。如果想充分发挥职场人士本有的效率，使其积极专注于工作的话，改善其睡眠不足的状态应该是当务之急。

6 肥胖、高血压，甚至糖尿病的风险增加

到目前为止，我们已经了解了睡眠障碍导致的睡眠不足状态对免疫系统以及日常生活产生了怎样的影响。

不仅如此，鼻塞所引起的睡眠障碍还会中长期地侵蚀身体，引发各种各样的并发症。

鼻塞后如果口呼吸，嘴巴就会张开，舌头便会后坠下沉。与此同时，喉部肌肉松弛，喉咙变窄。空气通过变窄的喉咙，喉部组织便会振动形成打鼾。

因此，打鼾也被认为是鼻塞后口呼吸的表现之一。

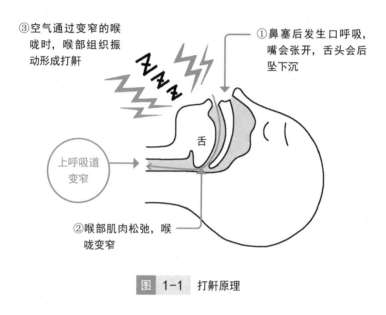

③空气通过变窄的喉咙时，喉部组织振动形成打鼾

①鼻塞后发生口呼吸，嘴会张开，舌头会后坠下沉

舌

上呼吸道变窄

②喉部肌肉松弛，喉咙变窄

图 1-1 打鼾原理

当鼻塞状况变得更严重，呼吸道被全部堵塞时，人便无法呼吸，就会出现"睡眠呼吸暂停综合征"的情况。不能呼吸的时候，人会感到痛苦，睡眠会变浅，

肌肉紧张，迫使呼吸道再度打开，呼吸便可以暂时恢复。然而随着睡眠变深，肌肉又会陷入松弛，呼吸道便再次堵塞，由此反复出现无法呼吸的状态。这样一来，人一晚上都无法进入深度睡眠。

持续呼吸受阻的话，人的血压会升高，循环系统也容易发生问题。

大家都知道，交感神经在起床时占优势，而副交感神经在睡觉时占优势。与此同时，血压从早上开始上升，睡眠时则下降。

但是，如果在睡眠中发生无呼吸状态，大脑就会因为缺氧而觉醒，交感神经的作用变强，血压就会上升。呼吸重新开始时，又会恢复原状。一夜之间，反反复复，患睡眠呼吸暂停综合征的人在睡眠中血压一直持续变动。因此，睡眠呼吸暂停综合征的并发症之一便是高血压。由于夜间反复急剧的血压变动，心脏和血管的负担变得非常大。

睡眠呼吸暂停综合征还会导致动脉硬化。睡眠中，氧气无法充分满足身体的需要，这种情况持续下去，便会在血管引起炎症，这也被认为是导致动脉硬化的主要原因之一。

动脉硬化会引起各种疾病。除了心肌梗死和心绞痛等心脏疾病，脑梗死、脑出血、蛛网膜下腔出血等脑血管疾病，以及大动脉解离和慢性肾脏病等并发症层出不穷。

另外，那些即使没有被诊断为患有睡眠呼吸暂停综合征的人，如果他的睡眠不足状态持续下去，各种各样的疾病风险也会显著增加。

日本厚生劳动省公布的《健康睡眠指南2014》中写道，睡眠不足会让肥胖、高血压、糖尿病、循环系统疾病、代谢综合征等发病的危险性显著增加。缩短睡眠时间的实验也解释了睡眠不足的人会产生不安、抑郁、被害妄想等负面情绪，他们的情绪调整力、建设性思考力、记忆力等重要认知功能也都会下降。

要想在短期和中长期保持身心健康，充分发挥自己所拥有的身体效能，必须保证良好的睡眠质量。

第2章

第2章

不良睡眠信号一：口呼吸

呼吸本来就是鼻子的责任

"口呼吸对身体不好"这件事可能并不为人所知。很多人根本没有注意到自己的呼吸情况，至于到底是用鼻子还是用嘴巴呼吸更是毫无意识。就像之前介绍的40多岁的个体户A先生，在接受诊疗之前并不认为自己有鼻塞症状。A先生认为的鼻塞是感冒时鼻子完全堵塞的状态，而平时光用鼻子呼吸不够，用嘴来辅助呼吸，对A先生来说是理所应当的事情。

A先生之所以注意到自己的鼻子不太正常，是因为有一次他心血来潮去参加了普拉提的课程，教练让他用鼻子深吸一口气的时候，他发现光靠鼻子并不能完成深呼吸。后来，家人也告诉他"当然要用鼻子呼吸，而且只需要用鼻子呼吸就够了"，他才考虑检查一下鼻子的状况。

也就是说，A 先生在意识到自己不能用鼻子深呼吸之前，都没有觉察到自己是用嘴巴辅助呼吸的事实。而且，即使被问到为什么口呼吸对身体不好，能解释清楚的人也寥寥无几。有些人可能会想："如果我真是口呼吸，那又如何呢？"

我们需要强调的是，鼻呼吸是必需的，嘴巴是不能代替鼻子呼吸的。生物进化从最初开始，鼻子便担负着呼吸的功能，而不是随随便便的摆设。不能轻描淡写地认为人只要张开嘴就能呼吸，所以用嘴呼吸也肯定没问题。

我们的鼻子在呼吸中承担着相当高级的功能。为了解这一点，我们先来看看鼻子的构造。虽然这里包含了一些专业术语，但为了改善睡眠质量，提高生活效率与表现，请了解一些这方面的基础知识吧。

鼻子里的空间被称为鼻腔。鼻腔外侧的壁上有一些小孔，其中有几个像洞穴一样的空腔，叫作鼻窦。

鼻腔和鼻窦如同纸上的褶皱一样彼此完全相连。从鼻子的入口一直到咽喉，统称鼻腔，而途中会经过叫作鼻窦的洞穴。这样说是否更有画面感呢?

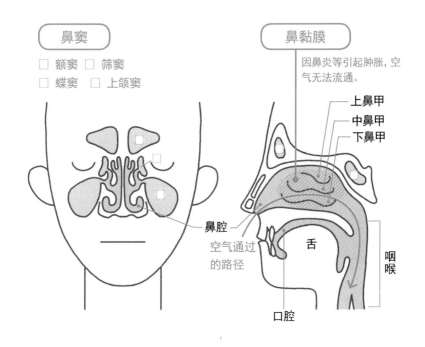

图 2-1　鼻子的构造

隧道与洞穴的"墙壁"全部被柔软的黏膜覆盖。

鼻子有呼吸的功能和感觉器官(嗅觉)的功能。

作为能闻到气味的感觉器官,我们通过鼻子闻到花香或美味的食物，就会感到"好香"；而闻到恶臭，就会注意到有东西腐败了。日常生活中，我们时刻都有这样的意识。

然而另一方面，许多人恐怕没有意识到鼻子的呼吸问题。当我们问"鼻子在呼吸中起到了什么作用"的时候，估计很多人答不上来。

呼吸是生命存续的根本。吸气是将氧气带入体内，而氧气是产生能量，维持身体所有细胞存活的必需品。

进入我们细胞里的营养物质与氧气发生反应，产生我们所需要的能量，之后便留下了二氧化碳和水。如果二氧化碳一直停留在体内，便会产生对身体有害的酸，因此必须迅速将其排出细胞之外。细胞中的二氧化碳通过血液收集于肺部，并通过"呼气"排出体外。

3 作为呼吸器官的鼻子的 4 个功能

鼻子作为呼吸器官，有 4 个主要功能。我们按顺序为大家解读一下。

■ 隔绝有害物质

空气中飘浮着灰尘、花粉、细菌和病毒。在空气抵达精细的肺部器官之前，必须尽可能地去除这些有害物质。

进入鼻子里的空气颗粒首先在一定程度上被鼻

毛捕获。而鼻毛无法捕捉的颗粒则被覆盖在鼻黏膜上的黏液层捕获。黏液层上生长着长5微米（0.005毫米）的细纤毛，这些纤毛像传送带一样将捕获的颗粒与黏液一起运送到胃部。

胃酸使被携带到胃中的颗粒物变得无害。由上述原理可知，大于1微米（0.001毫米）的颗粒都会被鼻子直接捕获，而无法进入肺部。

■ 保持肺部的恒定环境

鼻子也起到了"空调"的作用。无论是在极寒之地，还是赤道附近的炙热之地，抑或是潮湿与干燥的地方，通过鼻子吸入的空气在进入肺部之前，都会根据肺部环境的温度进行调节，让吸入的空气温度达到37℃，湿度接近100%。

通过鼻子吸入的空气进入肺部所需的时间非常短，几乎只要一瞬间。而能够瞬间调节温度和湿度的秘诀，便在于从鼻腔两侧壁向中间突出的部分——鼻甲。鼻甲的存在确保了空气和黏膜接触的面积，鼻甲内的黏膜面积为鼻腔面积的 4 倍。

■ 增加进出肺部的空气量

鼻呼吸与口呼吸相比，会增加呼吸的次数与进出肺部的空气量（换气量）。将局部麻醉剂注入鼻子后，促进呼吸的作用便消失了。这表明，鼻黏膜中有传感器，能触发神经反射，以激活肺部的活动。

■ 增加流经肺部的血液量，促进血液对氧气的吸收

与鼻呼吸相比，口呼吸已被证明可以降低血液

中的氧气含量。因为鼻腔和鼻窦的黏膜可以产生大量一氧化氮，扩张肺血管，并可以有效地将吸入肺中的氧气输送到血管中。一氧化氮也可用于严重呼吸衰竭的吸入疗法。换句话说，我们通过鼻子呼吸来吸收一氧化氮，与吸入疗法的效果是一样的。

4 口呼吸不能很好地摄入氧气

上一节中提到鼻子拥有作为呼吸器官的 4 个功能，对我们身体从空气中摄取氧气起到了非常重要的作用。而当我们口呼吸时，空气则通过喉咙进入肺部，但喉咙却没有鼻子的这 4 个功能。

因此，只要鼻子正常，人类 100% 会通过鼻子呼吸。只有当鼻子堵塞，阻力增加，空气变得难以流通时，人才会张开嘴呼吸。

很多已经习惯每天口呼吸的人，并没有意识到自己有鼻塞或无法通过鼻子呼吸的痛苦。然而，口呼吸不能吸收足够多的氧气。即便你还没有意识到，你的身体其实已经在"尖叫"了。

5 鼻塞的 4 个原因

鼻塞会引起中长期睡眠呼吸障碍。下面我们会谈到引发鼻塞的一系列疾病，诸如鼻炎（花粉症等过敏性鼻炎、非过敏性鼻炎等）、鼻窦炎、腺样体肥大、鼻中隔偏曲等。接下来，我们依次了解一下。

■ 原因 1：鼻炎——患花粉症的人可能全年鼻塞

大多数鼻塞是由鼻炎引起的。鼻炎会导致鼻黏膜肿胀。从脸部正面来看，鼻孔很小，手指几乎不能伸进去，但其纵深处却有一个长和宽达几厘米的大"房子"。当这个房子的"墙壁"（即鼻黏膜）膨胀时，会使房子变窄并阻止空气流过。这就是鼻塞。

鼻黏膜上有海绵状的血管，容易聚集血液并发生肿胀。所以，当炎症加重肿胀时，很容易引发鼻塞。

鼻炎包括感冒病毒以及季节性花粉症等引发的急性鼻炎，灰尘与屋尘引起的常年性过敏性鼻炎，以及与过敏无关的非过敏性鼻炎等慢性鼻炎。

容易被忽视的慢性鼻炎

慢性鼻炎引起的鼻塞特点是难以觉察，易被忽视。

慢性鼻炎往往渐次发展，鼻道并非突然被堵死，而是逐渐堵塞。随着鼻塞程度加重，你会不自觉地用口呼吸来弥补。不知不觉中，你的大脑已被重置，你会觉得鼻塞状态理所当然，也根本注意不到自己已经无法完全依靠鼻子来呼吸。

此外，发生鼻炎的黏膜肿胀位置与肿胀程度常常发生很大的变化，一会儿鼻子右边堵，一会儿左边堵，一会儿不堵，一会儿又重新堵上。而且，由于慢性鼻炎通常在白天症状较轻，因此许多人仅在睡眠时才会出现鼻塞。这也是鼻塞难以发现的原因。

"隐性鼻塞"的原理

是什么导致了鼻子的肿胀变化？

鼻黏膜中的海绵状血管网络被称为容量血管，其特点是能够储存大量血液。容量血管对交感神经和化学介质作出反应，像海绵一样膨胀和收缩，控制黏膜的厚度并调节通过的空气量。当这些容量血管积聚血液并使黏膜肿胀时，就会发生鼻塞。

鼻子原本有一种叫作"鼻周期"的生理现象，即每隔几小时，肿胀的黏膜就会在鼻子的左右两侧移动。这种现象是因为容量血管左右伸缩移动而引起的，你可以把它当作鼻子正在进行左右交替休息。这也是为何发生鼻炎的时候，常常只有左边或右边堵塞的原因。

此外，白天交感神经活动时，去甲肾上腺素会使容量血管收缩，而晚上交感神经放松时，血管则容易松弛，血液便更容易积聚。换句话说，鼻子本身的设计，就会让白天更容易通气，而睡觉时更容易发生堵塞。

如果没有鼻炎，这样的透气性变化是没有问题的，但是当有炎症出现时，鼻黏膜肿胀的波动范围就会变得非常大，睡觉时透气性将恶化到无法坐视不管的地步。这就是"隐性鼻塞"仅发生在夜里的原因。

由于身患"隐性鼻塞"的人白天鼻黏膜肿胀较少，所以即便接受耳鼻喉科医生的检查，也不易发现。

即便不是花粉症季节也要当心

引发鼻塞的疾病中，首先被人们想到的，大概就是花粉症。

花粉症是由杉树、柏树、鸭茅、猫尾草、豚草、桦树等植物的花粉作为过敏原（抗原）所引起的过敏性鼻炎。尤其是对杉树花粉和柏树花粉过敏的人特别多。每年花粉飞散时期，我们经常听到有人抱怨头晕目眩、疲劳、不能专心工作、犯困等相关症状。

花粉症也被称为季节性过敏性鼻炎。顾名思义，作为过敏原的花粉翩翩起舞的季节，便是鼻炎遍地开花的时候。

此外，还有常年性过敏性鼻炎，它的过敏原物质有尘螨、屋尘、宠物毛发等。

花粉症发生的时候，很多人可能觉得："我居然能在花粉季节全身而退。"然而，你没有打喷嚏或流鼻涕，并不意味着你可以高枕无忧。

这是因为有季节性症状的人的鼻黏膜通常会出现慢性炎症的症状。

虽然有人会说"只有花粉症的季节才会犯鼻炎"，然而，当我检查病人时，却发现很多人并不知道隐性鼻炎刚开始的轻症是持续性的，而且在一年四季的夜间都会发生。

暂时性鼻炎和慢性鼻炎之间很难划清界限。"花粉症季节鼻炎会加重，过了这段时间就会减轻"，很多人都会这么说，但其实他的慢性鼻炎已经逐渐恶化。很多人只是盲目自信地认为"现在不是花粉症季节，所以没关系"，但睡眠障碍却极有可能正在发生，而且随着时间的推移，状况很可能逐渐恶化。

此外，当症状与过敏性鼻炎完全一样，但检查时却无法识别过敏原的时候，这种鼻炎便是非过敏性鼻炎。然而，鼻炎原本就是由花粉症开始，从过敏性鼻炎慢慢发展而来的疾病。症状上，过敏性鼻炎与非过敏性鼻炎难以清晰分辨。两者都会引起鼻黏膜的变化，进而导致鼻塞。

■ 原因 2：鼻窦炎——慢性鼻炎引起的二次炎症？

我们之前简要讨论过鼻子的构造，让我们回顾一下。鼻窦是鼻腔（隧道）外壁小孔后面的空洞（洞穴）。小孔被称为自然口。鼻子里，空气通过自然口进入鼻窦，鼻窦产生的分泌物则从自然口排出到鼻腔。

鼻窦炎是鼻窦发炎的病症，有慢性鼻窦炎和急性鼻窦炎之分。又因为症状出现时鼻窦里积蓄脓液，所以也被称为蓄脓症。

慢性鼻窦炎的病因尚无共识。有理论认为它是由急性鼻窦炎的慢性化导致的，也有理论认为它是由牙根发炎引起的。但这些都不能解释大多数慢性鼻窦炎病例的病因。

我注意到，许多鼻窦炎患者所抱怨过的最痛苦的症状便是鼻塞。

如之前解释过的，当鼻黏膜因炎症而肿胀、气道变窄时，就会发生鼻塞，进而导致口呼吸。而鼻窦炎是由鼻腔（隧道）外壁后的空洞（洞穴）表层所覆盖的黏膜发炎所引起的，除非鼻腔因息肉等原因变窄，否则单纯的鼻窦炎不太可能导致鼻塞。

基于此，我相信大部分慢性鼻窦炎都是鼻炎引起的继发性炎症。

事实上，在许多慢性鼻窦炎患者中，详细的 CT 扫描显示不仅他们的鼻窦异常，而且鼻黏膜增厚，自然口变窄。当我与患者交谈时，他们中的许多人都抱怨自己有诸多疑似隐性鼻塞的症状，例如，睡觉时打鼾、口呼吸，以及早上起床后口渴、喉咙干燥等。

基于这些临床发现，我想，鼻炎引起了鼻黏膜慢性肿胀，导致自然口变窄，并阻碍空气进出鼻窦，这是否正是大多数慢性鼻窦炎发生的原因呢？因此，当那些患有慢性鼻窦炎的人抱怨鼻塞时，不仅要关注他们的鼻窦炎，更要考虑其隐性鼻塞的不良影响。

■ 原因 3：腺样体肥大儿童的情况

儿童鼻塞可能是由腺样体肥大引起的。腺样体是鼻子后面的咽扁桃体组织，可以捕获通过鼻子和嘴巴进入的细菌和病毒。通常在 3 ～ 5 岁腺样体达到最大，然后逐渐缩小。腺样体增大到会影响鼻呼吸的程度，称之为腺样体肥大。

由此，腺样体肥大导致鼻呼吸艰难，孩子改用口呼吸，出现诸如无法进入深度睡眠、注意力下降等睡眠障碍的症状。

■ 原因 4：鼻中隔偏曲——慢性鼻炎并发症

位于鼻中央，将鼻腔分为左、右两部分的壁称为鼻中隔。鼻中隔很少直接位于鼻子的正中间，许多人的鼻中隔会微微向左或向右弯曲。

鼻中隔偏曲通常不是什么大问题，但根据弯曲的程度和位置，鼻子的一侧可能会变得不通气，并且可能会感到堵塞。到目前为止，鼻中隔偏曲一直被认为是导致鼻塞的主要原因之一，但我认为单纯的鼻中隔偏曲所引发的鼻塞并不会达到口呼吸的程度。

如果你有鼻中隔偏曲，并发生鼻塞，导致口呼吸，首先要考虑自己是否患有慢性鼻炎。如果你治疗的目标就是改善鼻塞，那么注意慢性鼻炎还是有必要的！

第 3 章

打鼾

不良睡眠信号二：

1 打鼾是隐性鼻塞的代表性症状

上一章我们已经说明口呼吸的危害，以及会导致口呼吸的鼻部疾病。

睡觉时口呼吸的一个重要症状是打鼾。

睡着的人很难判断自己是否在打鼾，但许多人都被家人等同居者告知睡眠时会打鼾。有些人并不是每天晚上都打鼾，只是偶尔为之。例如，你可能被告知"你喝醉了就开始打鼾"，又或者"你昨天的鼾声不寻常啊"。

打鼾并非稀罕事。打鼾主要是因为睡眠中出现了鼻塞，而鼻塞又是由鼻炎所引起的。

但是，鲜有人知道这种呼吸障碍会引发在第1章中简要介绍过的睡眠呼吸暂停综合征。

原本只要鼻子的流通性不是很差，人类就一定会用鼻子呼吸。

虽然可以口呼吸，但是与鼻呼吸相比，口呼吸会使脖子上方的呼吸道压力（上呼吸道压力）增加2.5 倍（*2）。呼吸道压力高，就意味着呼吸困难。

呼吸与生命维持息息相关，因此，以一种困难的方式呼吸是非常不自然的。正常的时候，人类100%的时间都是通过鼻子呼吸，从来不会张嘴呼吸。

2 | 打鼾恶化后的状态就是睡眠呼吸暂停综合征

当睡眠中鼻黏膜发生肿胀，空气难以通过时，人们就会因窒息而开始用嘴呼吸。这时，舌头朝喉咙后坠下沉，喉部肌肉松弛，喉咙变窄。当空气通过狭窄的喉咙时，喉部组织便会振动，发出声音，所谓的鼾声便是由此而来（见第 31 页图 1–1）。当这种情况恶化时，会进一步演变为睡眠呼吸暂停综合征。

许多人独居或与家人分开睡，可能并不知道自己会打鼾或有睡眠呼吸暂停的现象，因为他们没有太多机会知道自己睡眠中的样子。

即便你已经适当地保证了睡眠时间，你醒来时仍旧疲惫不堪，白天难以忍受的困倦感也会频频来袭。这些其实是睡眠呼吸暂停综合征的一种主观症状。

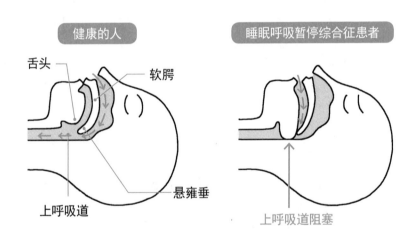

| 健康的人 | 睡眠呼吸暂停综合征患者 |

舌头
软腭
悬雍垂
上呼吸道
上呼吸道阻塞

图 3-1　睡眠呼吸暂停综合征的发病原理：
睡眠中舌头下沉，阻碍上呼吸道

睡眠呼吸暂停综合征是睡眠障碍的一种，主要症状是睡眠中打鼾与呼吸暂停反复交替出现。呼吸暂停是指呼吸停止超过 10 秒的状态。如果在你家中，有人说"我睡觉时打鼾声音很大，有时候会停止呼吸"，你就应该想想他是否患上了睡眠呼吸暂停综合征。

3 男性每 4 人中就有 1 人患有睡眠呼吸暂停综合征

人如果停止呼吸，就会喘不过气，即使你没有觉察到，大脑也会醒来。如果这种状态反复持续一整夜，不仅你的睡眠会变浅，身心无法得到充分休息，而且氧气不流通的状态会长期持续下去，这样当然会伤害你的身体。

根据对日本居民的一项调查，中度至重度睡眠呼吸暂停综合征患者中，男性占 24%（约四分之一）、绝经前女性占 1.5%、绝经后女性占 10%。此外，患者中超过一半的男性处于40～50岁这个年龄段(*3)，睡眠呼吸暂停综合征可以说是职场人士的常见病。

从前文可以看出，打鼾和睡眠呼吸暂停综合征本来就是同一种病。

过去，打鼾和睡眠呼吸暂停综合征被认为是不同的疾病，但在2010年左右，有好几篇论文清楚地表明，打鼾是睡眠呼吸暂停综合征的前兆（*4）。

当然，打鼾的人是否恶化到足以被诊断出患有睡眠呼吸暂停综合征的程度需要具体问题具体分析。但是，打鼾的人睡眠质量差，给其身心造成负担，这是毋庸置疑的。

根据我多年的从医经验，大多数睡眠呼吸障碍患者都被怀疑患有慢性鼻炎。基于此，我认为正是鼻塞导致了口呼吸与舌头下沉，最后引发睡觉打鼾与睡眠呼吸暂停综合征。

首先，如果你用口呼吸，喉咙就会因肌肉紧张而张开。四分之一的男性患者都有睡眠呼吸暂停综合征。之所以有如此高的发病率，我怀疑主要是因为他们都患有隐性鼻塞。

导致睡眠障碍的因素很多，但如果你有无法进入深度睡眠、夜间醒来、睡后仍感到困倦、打鼾，甚至呼吸暂停等主观症状，则可能意味着鼻炎导致的鼻塞引起了睡眠呼吸障碍。

而且，即使白天没有任何主观症状，只是偶尔打鼾，也可能会出现睡眠呼吸障碍，让人无法安心。

4 睡眠呼吸障碍与肥胖的关系

肥胖的人更容易打鼾，并发生睡眠呼吸暂停。这是因为肥胖的人在仰卧时喉咙更容易变窄，导致睡眠时口呼吸，舌头下沉，喉咙松弛，进而被堵塞。

事实上，鼻塞程度与睡眠中的呼吸障碍严重程度之间没有线性关系。并不是说鼻塞越严重，睡眠呼吸障碍就越严重。究其原因，睡眠呼吸障碍的程度不仅涉及鼻塞的程度，还涉及喉咙是否容易变窄等因素。

换言之，肥胖是加重睡眠呼吸障碍的一个因素，但肥胖本身并不会引起睡眠呼吸暂停综合征。而鼻塞引起的口呼吸才是打鼾和睡眠呼吸暂停综合征的原因。

如果家人指出你的打鼾现象很严重，或者你担心自己会患上睡眠呼吸暂停综合征，最好尽快去看医生。

不过接下来的问题是，应该去哪个门诊就医呢？睡眠呼吸暂停综合征患者的主观症状一般都是"我觉得无法进入深度睡眠""晚上醒来很多次"，于是许多患者都会去内科与睡眠门诊等。

由于对睡眠呼吸暂停综合征与鼻炎之间的关系知之甚少，许多患者即使被诊断出睡眠暂停，也不知何去何从。我相信很少有人会建议你："去看一次耳喉鼻科怎么样？"

如果鼻塞得到改善，可以停止CPAP疗法吗？

目前，CPAP 疗法（持续气道正压通气）是睡眠呼吸暂停综合征的既定疗法。在该疗法中，患者睡觉时需要佩戴专用设备，用硅胶面罩盖住鼻子和嘴巴，或者只盖住鼻子，并通过软管吹出调节气压后的空气以拓宽气道。

CPAP疗法本身并不是治疗睡眠呼吸障碍的方法，而是通过吹气来缓解喉咙变窄、呼吸困难的症状。因此，基本上患者需要长期持续地使用。CPAP

疗法往往会给患者带来沉重的负担，因为他们在出差或旅行时需要随身携带设备。

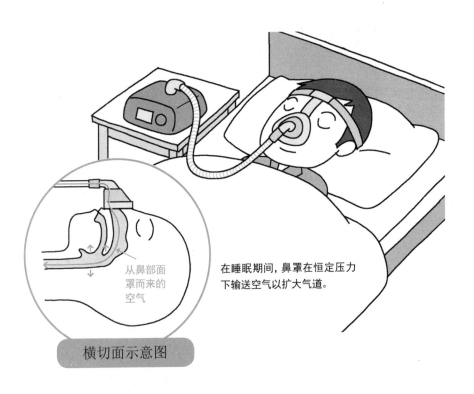

从鼻部面罩而来的空气

在睡眠期间，鼻罩在恒定压力下输送空气以扩大气道。

横切面示意图

图 3-2　CPAP疗法图示

而如果作为睡眠呼吸障碍原因之一的鼻炎症状得到改善，睡眠中的鼻呼吸能够恢复，则可以不再使用 CPAP 疗法。

　　许多需要进行 CPAP 疗法的人都有长而下垂的悬雍垂、增厚的黏膜和狭窄的喉咙。这被认为是慢性口呼吸产生喉咙负压（拉力）的结果，每次呼吸都会将悬雍垂拉入气管。因此，在通过鼻呼吸打开喉咙并且不发生负压的情况下，可能会改善喉咙黏膜的厚度。

6 偶尔打鼾的人会有鼻部问题吗?

有很多人不是每晚都打鼾,而是偶尔打鼾。其中,"喝酒那天打鼾"是有原因的。酒精具有引发鼻黏膜肿胀的作用。而对于患有鼻炎的人来说,与不喝酒的日子相比,喝酒时黏膜肿胀会加重,鼻塞也会加重。反之,"喝酒那天打鼾"的人也可能患有鼻炎,并且更有可能口呼吸。

有些人说自己偶尔会打鼾,一周一次或一个月一次,这在很大程度上与鼻炎的可变性特征有关。

鼻炎患者鼻黏膜的肿胀程度是不断波动的。对有些人来说，偶尔打鼾的时候才会出现足以引起打鼾的鼻塞。因此，即使你认为自己只是偶尔打鼾，我们也建议你把这种情况看成是一种鼻塞，并在必要时寻求治疗。

7 鼻塞高峰发生在睡眠中

　　鼻黏膜的变异性在医学界实际上很少受到关注。最近看了几篇关于这个问题的论文，我才逐渐明白，即使是身患鼻炎的人，白天发生鼻黏膜肿胀的情况也较少，只有睡眠时鼻黏膜肿胀才最严重（*5）。

　　这可能会让人感到意外，但鼻炎的特点就是诊断困难，尽管它是一种困扰许多人的非常常见的疾病。甚至有些人在某些情况下，白天几乎没有发生过鼻黏膜肿胀的问题。

在医院检查鼻塞程度时，通常会检查左右鼻孔的通气状况，通过鼻呼吸并测量当时鼻腔前后的气流速度和压力差，计算鼻腔的阻力，从而客观地得出鼻塞的程度。

但是，正如前文我反复解释的那样，白天是鼻黏膜肿胀最不易发生的时段。由于医院的检查通常在白天进行，因此无法准确确定鼻炎的真实程度。

鼻炎的特征在于症状越严重，鼻黏膜肿胀的变化越大。然而，在医院环境中，没有简单可靠的方法来检查患者睡眠中的鼻腔阻力。目前为止，除了用于研究，根本没有这样的睡眠测试。

耳鼻喉科最常见的医学检查就是用放大镜观察鼻黏膜的状况。当你去看耳鼻喉科时，医生可能会稍微打开你的鼻孔，然后进行检查。

通常情况下，通过放大镜检查鼻中隔和下方突出物之间的区域后，如果发现这部分是开放的，就可能被诊断为没有鼻塞。

但是，观察来我的诊所就诊的诸多鼻塞患者后，我发现他们鼻腔的这部分都是开放的。正如我多次说过的，白天是肿胀程度最低的时段，所以即使是饱受鼻塞困扰的人，在放大镜可检查的范围内也常常找不到鼻炎的踪迹。

然而，即使在白天，也可以通过观察鼻子内部的某个部位来判断有无鼻炎。这个部位就是下鼻道。这个部位用放大镜看不到，需要用内窥镜来观察。

在我们诊所，当我们使用内窥镜进行检查时，几乎100%抱怨有鼻塞问题的就诊者都显示出下鼻道肿胀。最近，名为《抑制下鼻道肿胀对改善鼻炎有效》的论文也发表了（*6）。

考虑到这篇论文、医院的检查与问诊情况，以及患者的治疗过程等，我得出的结论是："下鼻道肿胀是鼻炎的证据，它会在睡眠中导致隐性鼻塞。"

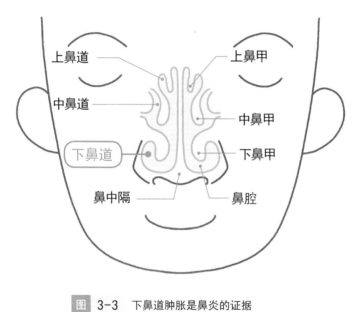

图 3-3　下鼻道肿胀是鼻炎的证据

如果对下鼻道肿胀的病例进行 CT 扫描，可以看到该患者鼻中隔黏膜也发生了肿胀和增厚。患有慢性鼻炎的人，他的整个鼻黏膜会肿胀且厚度会增加，鼻道由此变窄。黏膜肿胀不断增大，最后形成口呼吸。

如果你认为自己可能患有鼻炎，最好到有专业设备的医院进行足够细致并有针对性的检查。

8 有鼻塞症状的患者中，七成人认为自己的睡眠质量不好

前面已经解释了鼻塞和睡眠呼吸障碍之间的关系，并重点解释了原理。在这里，我想介绍一下来我们诊所就诊患者的一些数据。

图3-4为2019年1月至12月这一年中前来诊所的3023名成人和458名儿童首次就诊时的睡眠障碍调查结果。

在成年人中，有33%的睡眠障碍患者"全年"都能意识到自己睡眠浅，41%的患者回答"有时"。

鼻塞导致睡眠浅

无
26%

全年
33%

有时
41%

打鼾

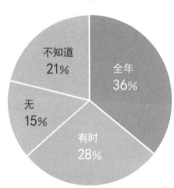

不知道
21%

全年
36%

无
15%

有时
28%

睡眠呼吸暂停

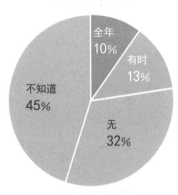

全年
10%

有时
13%

不知道
45%

无
32%

时段：2019年1月—12月/对象：3023名

图 3-4　　七成鼻塞患者都有睡眠障碍

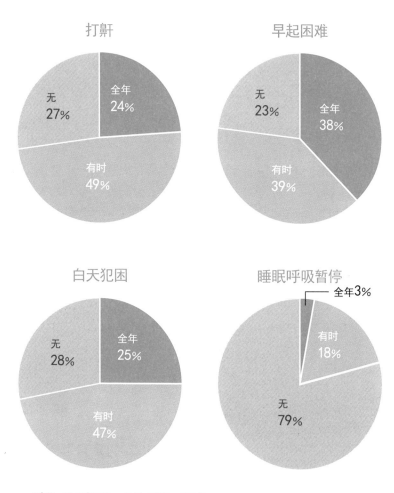

首次就诊（儿童）

打鼾

无
27%
全年
24%
有时
49%

早起困难

无
23%
全年
38%
有时
39%

白天犯困

无
28%
全年
25%
有时
47%

睡眠呼吸暂停

全年3%
有时
18%
无
79%

时段：2019年1月—12月/对象：458名

图 3-4 （续）

对于打鼾，36% 的患者回答"全年"，28% 的患者回答"有时"，21% 的患者回答"不知道"。

对于睡眠呼吸暂停，10% 的患者回答"全年"，13% 的患者回答"有时"，45% 的患者回答"不知道"。

另外，睡眠呼吸暂停必须在有专业设备的医院进行过夜检查才能确诊。我们诊所的一些患者之所以回答自己有睡眠呼吸暂停的主观症状，是因为周围的人说他们睡觉时有呼吸暂停的现象。

就儿童而言，他们无法知道自己是否睡得浅，只能让家长代他们来回答是否有早起困难和白天犯困等问题。

对于打鼾，24% 的儿童回答"全年"，49% 的儿童回答"有时"。对于早起困难，38% 的儿童回答"全年"，39% 的儿童回答"有时"。对于白天犯困，25% 的儿童回答"全年"，47% 的儿童回答"有时"。

对于睡眠呼吸暂停，3% 的儿童回答"全年"，18% 的儿童回答"有时"。

这些实际上是家长对孩子睡眠期间呼吸是否有中止的判断。

这些数字表明，74% 的成年患者能够意识到自己睡眠浅，77% 的儿童患者早上起床困难，还有 72% 的儿童患者在白天感到困倦。也就是说，从数据上看，因鼻塞或口呼吸就诊的患者中，约有 70% 存在睡眠障碍。

事实上，很难判断这些数据是否准确地代表了患者们睡眠障碍的实际状态。

我们诊所是"鼻塞患者的专业手术诊所"，来就诊的患者中，要么是能意识到鼻塞痛苦的成年人，要么是能意识到儿童鼻塞痛苦的家长。然而还有许多人，从未觉察过自己或孩子的睡眠质量如何。

第一次就诊时，很多人并不觉得自己的睡眠有什么特别的问题，虽然他们会说"我不知道我是否打鼾"，或者"我不知道我的孩子是否打鼾，因为我不和孩子一起睡"，但当对他们进行鼻炎治疗后，他们才会感觉到白天不困了、不打盹儿了、早起后神清气爽、不容易累了等变化。很多患者也开始意识到"每次鼻塞的时候，睡眠质量就会变差"。

我相信，与初诊时的数据相比，鼻塞导致睡眠障碍的患者的实际数量肯定更多。

9 | 鼻塞治疗后的状态

那么，有多少通过改善鼻塞而让睡眠障碍消失的案例呢?

我们诊所专门从事针对鼻部的手术治疗。在进行保守治疗（手术以外的治疗）后，难以看到效果的情况下，我们便会对患者实施手术。

根据序章中提到的"鼻炎和结膜炎患者生活质量问卷"的调查结果，我们对接受手术治疗的患者进行分析时，把鼻塞强度分为 0 ~ 6 七个等级。等级 2

或以上的患者中，37% 的人在术前并未出现睡眠障碍（睡眠障碍程度为"0"或"1"）；63% 的人能够感受到睡眠障碍（睡眠障碍程度为"2"或以上）。

其中，对于能察觉到睡眠障碍的患者而言，81% 的人术后睡眠障碍程度改善至"0"或"1"。

换句话说，鼻塞引起的睡眠障碍经过鼻部手术治疗后，80% 的人的睡眠障碍会消失。

正如我们反复声明的那样，尽管人们对睡眠质量越来越关心，但大家几乎不知道鼻塞导致的口呼吸会影响睡眠质量。这一点非常重要，我希望更多的人能够知道。

10 慢性疲劳感、起床后口渴、喉咙干燥……日常生活中的潜藏信号

　　各位请使用本书开头部分介绍的"检查表"，检查自己是否患有鼻塞导致的睡眠呼吸障碍。

　　首先要检查的是打鼾问题。自己可能难以判断，但可以用智能手机里的相关应用录下睡眠时的声音。

　　如果不确定自己是否打鼾，有几点可以帮助你发现因鼻塞引起的睡眠呼吸障碍。

　　慢性疲劳很容易识别。如果你有睡眠呼吸障碍，你的身心无法得到充分的休息。很多人早起困难，或

者起床后仍感疲劳。对于白天经常昏昏欲睡，稍微运动一下就感到疲劳的人，又或者工作或学习时难以集中注意力或难以提高效率的人，应该都有患隐性鼻塞的可能。

除此之外，你早上醒来后感到口干舌燥，也是一种比较容易解释的情况。有些人说"我早上醒来时喉咙总是很干燥"，那么这些人很可能在睡觉时有口呼吸的情况。

此外，那些说有时会在白天口呼吸的人，即便没有感觉到有多么不舒服，也都应该被判定为有鼻塞症状。如果家人可以确认他们睡觉时的情况，就要检查一下他们是否睡觉时张着嘴。

易患哮喘或支气管炎的人也应检查一下鼻子。虽然鼻子和支气管从某种程度上需要分开考虑，但鼻炎和支气管炎都可以说是由呼吸道黏膜的超敏反应而引起的。因此，很多人会同时患鼻炎和支气管炎。

如果是儿童，父母应该检查他们睡觉时是否打鼾或张着嘴巴。此外，早起困难，甚至进入小学后仍持续尿床等情况，也应该考虑睡眠呼吸障碍的可能性。还有很多与鼻塞伴随的睡眠呼吸障碍，会导致表情呆滞、容易烦躁、坐立不安等。关于儿童鼻塞的问题，你可以在第 7 章阅读到更多的信息。

如果你在睡眠中出现打鼾或呼吸暂停，又或者你并不确定自己是否患有检查清单中的隐性鼻塞，我们希望你考虑一下自己的鼻塞状况。

从下一章开始，我们将具体教你如何改善鼻塞，以提高睡眠质量。

第4章

获得深度睡眠的鼻塞缓解术一：
鼻炎药物的特点与作用

1 缓解鼻塞，保证睡眠质量

许多读者可能因花粉症等出现鼻塞问题，并曾看过耳鼻喉科医生。但是，许多患者虽然去医院开了药，也接受了治疗，症状改善的程度却很难让人完全满意。很多患者可能会说："我在医院拿了一些药，情况虽然稍微好一点儿，但也没有完全好转。"

对此，你应该知道的第一件事是：本来就没有完全治愈鼻炎的方法。

很多人可能会失望，但现代医学确实不能完全治愈哮喘、鼻炎等慢性黏膜类炎症。近年来，微创、高效的新型手术疗法开始流行，但即使采用最尖端的手术也无法完全消除鼻炎。

因此，当你或你的家人开始治疗鼻炎时，目标应该是把鼻炎的症状减轻到可以控制的水平，以减少睡眠时的鼻塞，改善睡眠质量，提高身心效能。

那么，我们应该考虑哪些具体的治疗方法来缓解鼻塞并帮助我们获得更好的睡眠呢？第 4 章到第 6 章将依次为你解答！

2 | 各种鼻炎药物的特点与作用

过去，如果有人打喷嚏、流鼻涕或鼻塞等鼻炎症状很严重的话，几乎每天都要去看耳鼻喉科医生。有些人可能使用过一种叫作雾化器的装置进行治疗，该装置可以让患者吸入一种收缩黏膜的药雾。用雾化器吸入药物可以暂时减轻黏膜肿胀，但效果只能维持几小时，而且考虑到病人每天去医院的负担，这可以说是一种没什么优点的治疗方法。

近年来，因为打喷嚏、流鼻涕或鼻塞等去看耳鼻喉科医生的时候，你可能会用到抗过敏药物、类固醇等其他内服药物或滴鼻剂。

我们需要搞清楚，这些药物对什么样的症状有效，对什么样的症状无效。

▪ 化学介质释放抑制剂

化学介质释放抑制剂是治疗过敏性鼻炎的处方药物，包括口服药物和滴鼻剂。

在对日本杉树、柏树、豚草和猫草等植物的花粉以及螨虫和屋尘等过敏的人中，化学介质在与过敏原接触的几分钟内从鼻黏膜细胞中释放出来，导致打喷嚏和流鼻涕。化学介质释放抑制剂具有抑制化学介质释放的作用，但不会立即生效。对于花粉症等季节性过敏情况，应在过敏季节到来前便采取预防措施。连续使用化学介质释放抑制剂，可以起到一定的效果。但如果症状出现后才使用，则无论使用多少次也没有效果。

化学介质释放抑制剂可以抑制打喷嚏和流鼻涕，但不幸的是，它们不能有效对抗导致睡眠呼吸障碍的鼻塞。

■ 抗组胺药

抗组胺药用于治疗过敏性鼻炎由来已久，有口服药和滴鼻剂。该药通过抑制主要化学介质之一的组胺来抑制打喷嚏和流鼻涕，效果立竿见影，内服 1～2 小时就会见效，并能持续 2～4 小时。

抗组胺药对过敏性鼻炎引起的打喷嚏和流鼻涕有效，但对最重要的鼻塞几乎没有效果。

■ 白三烯受体拮抗剂

白三烯受体拮抗剂是对鼻塞有效的药物之一。白三烯是过敏性鼻炎的重要介质之一，作用于鼻黏膜容量血管，从而引起鼻塞。

白三烯受体拮抗剂作用于白三烯受体以抑制它们的作用，因此被认为在一定程度上对鼻塞有效。然而不幸的是，它的功效有限，目前还不能指望它对非过敏性鼻炎有效。

■ 类固醇药物

皮质类固醇 (肾上腺皮质类固醇) 对鼻塞更有效。用于治疗鼻炎的类固醇药物包括口服药物和滴鼻剂。

口服类固醇可改善鼻腔整体的黏膜肿胀，有望作为缓解鼻塞的有效药物。然而，口服类固醇也有不太好的地方，它们具有全身性副作用，会抑制生长功能和肾上腺功能等。

类固醇滴鼻剂的效果不如口服药物，其药物作用范围有限，但它的优势在于引发全身副作用的风险低。它能抑制许多与过敏反应有关的介质，不仅对打喷嚏、流鼻涕、瘙痒等有所改善，连最大的鼻塞问题都有效果。它对非过敏性鼻炎也有类似的作用。皮质类固醇滴鼻剂还被证明对白天嗜睡有效，而嗜睡也是由鼻塞引起的睡眠障碍症状之一。

类固醇滴鼻剂需要 6 ~ 12 小时才能生效，建议连续使用一周以上，以达到最优效果。当用于花粉症等季节性过敏性鼻炎时，最好在过敏季节开始前几天就使用滴鼻剂，无论是否出现症状，都可以在整个季节持续使用。另外，这并不表示必须早点用药，否则没有效果。类固醇滴鼻剂也可按需使用，例如，在你担心会鼻塞的时候。

类固醇有多种类型，如口服药、滴鼻剂和软膏等，但它们往往被混为一谈，被视为可怕的药物。正如我之前解释的那样，口服药物具有全身性副作用，而类固醇滴鼻剂如果使用得当，则无须害怕，它只是一种普通的药物而已。

■ 血管收缩滴鼻剂

此外，对鼻炎有效的药物还有血管收缩滴鼻剂。

血管收缩滴鼻剂可快速收缩鼻部充血的容量血管并减少肿胀，所以，无论是过敏性鼻炎还是非过敏性鼻炎引起的鼻塞，使用后都会非常有效。但是如果连续使用2周以上，症状就会出现反弹，产生鼻黏膜肿胀加重的副作用。因此，它并不适合慢性鼻炎患者长期使用。比如，感冒鼻塞得很厉害，或者花粉症比较严重，鼻塞暂时性加重的时候，短时间内使用该药非常有效，但注意不要过度使用。

■ 脱敏疗法

对于由花粉和屋尘等过敏原引起的过敏性鼻炎，我们正在普及少量施用过敏原来防止过敏反应发生的"脱敏疗法"。

脱敏疗法被认为对过敏性鼻炎有效，但花粉症等许多季节性过敏性鼻炎患者都有鼻黏膜慢性炎症，需谨慎对待。

对于仅在花粉症季节有打喷嚏、流鼻涕、鼻塞

鼻炎药物种类及特点

药物类型	化学介质释放	抗组胺药
形式	口服药、滴鼻剂	口服药、滴鼻剂
预期效果	缓解过敏引起的打喷嚏和流鼻涕。对于花粉症等季节性过敏患者，在过敏季开始前连续使用，可作为预防措施，有一定的效果	可有效抑制过敏引起的打喷嚏和流鼻涕，且立即生效
缺点	无法立即生效。对鼻塞没有效果	对鼻塞没有效果

（续表）

白三烯受体拮抗剂	类固醇药物	血管收缩滴鼻剂
口服药	口服药、滴鼻剂	滴鼻剂
对过敏引起的鼻塞有效性一般	作为鼻塞的治疗药物，非常有效。它不仅可以缓解打喷嚏、流鼻涕、瘙痒，还可以缓解鼻塞。在非过敏性鼻炎中也有同样的效果	非常适合过敏性与非过敏性鼻炎引起的鼻塞
效果有限。对非过敏性鼻炎引起的鼻塞疗效十分有限	口服药物在大剂量或长期使用时会产生抑制生长和肾上腺功能等全身性副作用（滴鼻剂的全身性副作用风险较低）	如果连续使用超过2周，就会出现反弹，并有鼻塞加重等副作用。慢性鼻炎患者不宜长期使用

等主观症状，而在睡眠时不知道自己是否患有慢性隐性鼻塞的人，脱敏疗法虽可以让花粉症症状消失，但并不意味着已经解决了鼻塞问题。

另外，脱敏疗法需要很长时间才能见效。一般来说，治疗需要持续 3 年以上。考虑到由鼻塞引起的睡眠呼吸障碍可能会日日夜夜侵蚀患者的身心，治疗时间长算是脱敏疗法的一个缺点。

3 通过训练与在嘴上贴胶带真的可以治愈口呼吸吗？

媒体经常报道口呼吸对身体不好。有些书中声称可以通过一些训练治愈口呼吸，甚至为了阻止口呼吸，市场上开始销售防止嘴巴张开的胶带。但是，通过某种训练或在嘴上贴胶带真的可以治愈口呼吸吗？

有些人说："训练之后，我不再口呼吸了。"或者："我贴上胶带后就可以用鼻子呼吸了。"还有些人可能会想："如果口呼吸不好，为什么不试试在嘴上贴胶带这种方法呢？"

我直接告诉大家结论吧：如果你鼻塞，且症状没有改善，在嘴上贴胶带只会让你的呼吸变得更加艰难。并且，由于你不能用鼻子呼吸，即便你做了某些训练，也无法治愈口呼吸。

首先，鼻子在人类的进化过程中已经发展成为人类的呼吸器官，集合了呼吸时将空气吸入体内的各种功能。

其次，嘴巴不是因呼吸而生的。因此，除非鼻子的通气性有问题，否则不用鼻呼吸，改成口呼吸，是无法想象的。而没有鼻塞，就不会发生口呼吸。

可为什么总有人说口呼吸可以通过训练治愈，或者有些人说口呼吸可以通过贴胶带治愈呢？

口呼吸的人本来就有鼻塞，长时间口呼吸的话，即使鼻塞症状消失后，也会养成张嘴呼吸的习惯，或者保持嘴巴闭合的肌肉力量变弱。在这种情况下，训练口腔周围和口腔内部的肌肉可能会改善口呼吸并恢复鼻呼吸。

然而，这种情况只有在鼻塞症状消失时才有可能发生。只要你的鼻塞没有改善，就无法通过鼻子呼吸，那么你也无法让嘴巴闭上。

第5章

获得深度睡眠的鼻塞缓解术二：
在家就能进行的鼻部清洁

1 | 洗鼻子有效果的原因

　　如果你有打喷嚏、流鼻涕或鼻塞等鼻炎症状，或者你看了本书开头的检查清单，认为自己可能有隐性鼻塞，你首先应该尝试做的是洗鼻子。

　　听说要洗鼻子，有的人可能会想："光是往鼻子里灌水就会刺痛，为什么还要洗鼻子啊？"水进入鼻子的痛感是由于人体体液与洗鼻液之间的不同渗透压造成的。如果你用渗透压与人体体液相同的液体洗鼻子，你的鼻子就不会感到刺痛。

　　为了使渗透压与体液相同，可以将食盐溶解在水中制成浓度为 0.9% 的盐水溶液（生理盐水）。在尝试清洗之前，你可能会担心"这样行吗？"，但如果你真的去尝试，就会知道不但不会疼，还会觉得洗鼻子让人神清气爽。

如果你思考过鼻子的运作原理，你就会明白为什么洗鼻子如此有效。

之前已经解释过鼻子的运作原理，空气中的大部分颗粒，例如花粉、灰尘和细菌等，都是在距离鼻腔入口约三分之一处被捕获的。然后，鼻黏膜将捕获的颗粒与黏液一起冲入胃中，使其无害。

而用生理盐水冲洗鼻腔入口处约三分之一的位置，可以去除引起鼻炎症状的过敏原，具有减轻症状的效果。

很多读者都患有花粉症，花粉症患者应该做的第一件事也是洗鼻子。我自己也有花粉症，当我的花粉症症状出现时，我就会洗鼻子。

当然，引起鼻炎的原因多种多样，在某些情况下，即使洗完鼻子，症状也不会有太大改善。不过只要做得恰当，洗鼻子没有任何坏处，也没有副作用，所以我觉得还是值得一试。

过去，洗鼻子被认为是不能做的事情。即使是现在，也有耳鼻喉科医生说不要洗鼻子。一些来我们诊所就诊的病人说："当我告诉耳鼻喉科医生我正在洗鼻子时，他就会责骂我，'你不应该做这么危险的事情！'。"

然而，在欧洲和美国，大约10年前就有报道称，使用生理盐水洗鼻子对鼻子和鼻窦的黏膜炎症有帮助（*7）。这些报道称，持续一周每天洗鼻子，便会产生如下效果：①洗去聚集在鼻腔黏液中引起炎症的过敏原物质；②滋润鼻黏膜；③促进鼻黏膜表面的绒毛功能。近年来，即使在日本，我也感觉到"洗鼻子对过敏性鼻炎和慢性鼻窦炎有效"的认识正在加深。

2 洗鼻子避免失败的 4 个要点

要舒舒服服地洗鼻子，有几个关键点。在这里，给大家介绍一下洗鼻子不会失败的方法。

洗鼻子的时候，使用挤压式容器将清洗液推入鼻子。相关电视节目中介绍过如何使用酱汁瓶清洗鼻子，但我建议使用市面上售卖的专用容器。

■ 要点 1：制作浓度为 0.9% 的清洗液（生理盐水）

首先，制作渗透压与体液相同的清洗液（生理盐水）。准备 200ml 接近体温（约 38℃ ~ 40℃）的温开水，加入少许（约 2g）食盐，搅拌均匀。这样，你就制成了浓度为 0.9% 的生理盐水。如果浓度比体液更大或更小，你就会感到鼻黏膜有刺痛感或轻微疼痛。另外，要注意的是，清洗液的温度过高或过低也会刺激黏膜。

对于那些对正确计量没有信心或想减少制作时间和精力的人，一种方法是直接使用特殊的清洗液，这样只需根据容器的刻度加入温水，以及一包独立包装的清洗剂，溶解后即可制成清洗液。

■ 要点 2：脸朝下倾斜头部

将容器装满清洗液后，请将脸朝下，并倾斜头部。洗右鼻孔时右耳朝上，洗左鼻孔时左耳朝上。

这将防止清洗液流进你的喉咙或进入你的鼻窦。

■ 要点 3 ：将容器内的清洗液轻轻地送入鼻子

将清洗液推入鼻孔时轻轻按压，使清洗液从放入的一侧流出。

如果放入右鼻孔的清洗液从左鼻孔流出，或者放入鼻孔的清洗液直接流进喉咙，就要考虑一下是否压力过大。

■ 要点 4 ：洗完后轻轻擤鼻涕

洗完后，逐个鼻孔轻轻地擤一下鼻涕。确保每次都制作新的清洗液并将其用完。

此外，清洁后要用温水清洗容器并擦干。与家人一起洗鼻子时，从卫生的角度看，最好单独为每个

要点 ① 制作清洗液

在200ml接近体温的温开水中溶解少许（约2g）食盐。

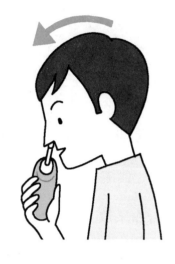

要点 ② 脸朝下

将脸微微朝下，并倾斜头部，使要清洗一侧的鼻孔在上。如果将脸朝上的话，清洗液可能会流入喉咙，要当心！

要点 ③ 轻轻地将清洗液送入鼻子

力度方面，当你把清洗液从右鼻孔挤进去时，要让它从同一侧的鼻孔流出来。从另一侧鼻孔流出或流到喉咙的情况属于按压压力太大。洗鼻子时可以用嘴慢慢呼吸。

要点 ④ 逐个鼻孔擤鼻涕

洗完后，要逐个鼻孔轻轻地擤鼻涕。张开嘴擤鼻涕不会对鼻道和鼻窦造成太大压力。每次洗鼻子都要重新制作清洗液。

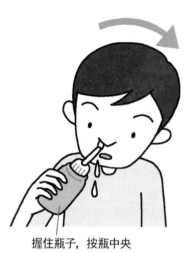

握住瓶子，按瓶中央

图 **5-1** 洗鼻要点

人准备一个洗鼻器。

有时媒体会向你介绍如何洗鼻子，比如"从右鼻孔灌入清洗液，然后从左鼻孔流出来""把清洗液从嘴里吐出来""清洗液流出来的时候要喊'啊——'"之类的说明。

此外，当你购买洗鼻工具时，你可能会看到诸如"让清洗液从另一个鼻孔流出来"或者"冲洗到上咽部"之类的说明。

但是，由于我们的目的是洗掉鼻子入口处大约三分之一的区域，因此并不需要将清洗液送到喉咙周围，甚至送到足以到达另一侧鼻孔的程度。让清洗过的水从进入的那一侧鼻孔流出来已经足够。

为了安全洗鼻，注意不要用强压送水。虽然需要反复按压，但如果清洗液渗入喉咙或从另一个鼻孔流出，则说明你使用了太大的压力。将清洗液送入鼻子时，注意不要用过大的力气对装有清洗液的容器实施按压。（使用专用容器时，请阅读说明书并安全使用。）

另外，洗完后擤鼻涕时，请轻轻地擤。用力擤的话，可能会导致耳朵疼痛或中耳炎。

按照上面介绍的要点去做，你就可以舒服地洗鼻子了。

然而，即使你正确地洗鼻子，清洗液也可能会留在鼻子里，过一阵子才会出来。这是因为与鼻腔相连、被称为上颌骨花萼窦的空腔在结构上很容易储存清洗液，即使你歪着头尽量不让清洗液进去，但只要有一部分清洗液流进去后，就不会立即流出来。

洗完鼻，轻轻擤鼻后，你可能会惊讶地发现更多的清洗液从鼻孔流出来，并担心"是不是洗鼻子的方法有误？"。其实不用多虑，多余的清洗液用纸巾擦掉就行。而且，如果身体前倾，并将头向左或向右倾斜，残留在鼻后部的清洗液会更容易流出来。

即便去看医生，也要先从洗鼻子和使用
滴鼻剂开始治疗

洗鼻子和类固醇滴鼻剂可有效治疗鼻塞。

我们医院是一家专门进行鼻部手术治疗的医院。虽然鼻塞患者来自日本各地，但我们不会立即对来访的患者进行手术治疗。首先要尝试的治疗便是洗鼻子和使用类固醇滴鼻剂。

这样持续 1 ~ 2 个月，鼻塞也许会好转，甚至可能让患者在睡眠中实现鼻呼吸，但也要持续观察一段时间。鼻塞是一种即便一次缓解，也容易循环发作的病症，就像一个持续的周期：如果担心出现症状，就洗鼻子并持续使用类固醇滴鼻剂一周；如果症状消退，就停止使用滴鼻剂。如果能够持续控制住鼻塞，不用进行手术治疗也可以。

根据来我院就诊的患者数据显示，大约 80% 的儿童和 70% 的成人通过洗鼻子和使用类固醇滴鼻剂便成功地控制了鼻塞。

当然，正如我之前解释的那样，鼻炎不是一种可以完全治愈的疾病。即使有些人认为可以通过洗鼻子和使用类固醇滴鼻剂控制鼻炎，但一些病例显示，这只是暂时的。此外，有些人觉得一直洗鼻子很麻烦，一旦停止洗鼻子鼻塞又会复发。所以即使最初通过洗鼻子和使用类固醇滴鼻剂改善鼻塞，最终选择进行手术治疗的病例也不少见。

我院本来就是以手术治疗为主。患者们自己会尝试各种治疗方案，当鼻塞没有得到改善而让患者感到困扰时，他们便会将手术作为最后的手段来尝试，并希望来我们医院治疗。很多人便是这样从非手术保守治疗转向手术治疗。

不做手术就不能在睡眠中恢复鼻呼吸的毕竟是少数人，很多人还是可以通过洗鼻子和使用类固醇滴鼻剂改善鼻塞，进而提高睡眠质量的。

如果你想尝试在家改善鼻炎，可以根据我之前介绍的几点，从睡前洗鼻子开始。

睡眠时鼻塞会加重，以清晨肿胀最为严重。通过睡前洗鼻，可以抑制鼻塞，改善睡眠状态。如果可以，早上起床再洗一次鼻子就更好了。

你可以将洗鼻子作为日常生活习惯的一部分，也可以仅在出现症状时洗鼻子，并在症状得到改善时休息，怎样都行。

很多人可以通过洗鼻子控制鼻炎，但如果发现这个方法并不能改善症状，那么下一步就是在洗鼻子的同时使用类固醇滴鼻剂一周。一旦鼻塞症状改善，便停止使用滴鼻剂，当鼻塞症状又出现时，再重新使用滴鼻剂。

如果是花粉症等季节性过敏性鼻炎，建议在该季节每天洗鼻子，并持续使用类固醇滴鼻剂。有些人可能会担心连续使用这种药不安全，但事实上滴鼻剂里的类固醇几乎无法进入血液。所以，即使连续使用2～3个月，也没有问题。

第6章

获得深度睡眠的鼻塞缓解术三：
选择手术

1 洗鼻子和滴鼻剂都试了却没有效果怎么办?

如果你持续洗鼻子和使用类固醇滴鼻剂，即便偶尔停用滴鼻剂也无大碍，鼻塞症状能持续控制，就可以说治疗有效。

但是，如果你被鼻塞的痛苦所困扰，夜里因为睡眠呼吸障碍而没有得到足够的休息，无论是洗鼻子还是使用滴鼻剂都无法改善鼻塞的症状，而且滴鼻剂根本不能离手，就建议你进行手术治疗。

鼻炎手术通过减少黏膜肿胀、减少黏膜厚度和扩大鼻腔，使鼻通气更接近正常。

然而，因为鼻炎是一种即使通过手术也无法完全治愈的疾病，所以手术后症状还可能会逐渐复发，尤其当你有过敏症，每次花粉和屋尘等过敏原进入你的鼻子时，鼻塞的症状就会反复出现。

　　但是，通过手术，即使慢性症状再次出现，只要在短时间内使用滴鼻剂和口服药物，也可以缓解症状。手术的目的是帮助患者恢复正常的鼻呼吸，然后结合保守治疗（例如滴鼻剂和口服药物）来维持近乎正常的状态，即使复发也可以有效缓解。

　　有些人可能会有这种印象：鼻部手术是痛苦的。然而，近年来，已经可以达到优异手术效果与鼻功能完好保存兼具的目的。与以前的手术相比，手术中流血更少，对患者的身体负担也更小。具体的手术治疗将在下面的章节详细说明。

2 | 手术当天就能回家，身体负担减轻

在此，我向大家介绍一下日间鼻炎手术。

■ 下鼻甲手术

针对鼻塞，最流行的手术治疗方法是通过手术减少下鼻甲的体积，并扩大其周围的气道。方法有多种，广义而言，总体分为两种方法：烧灼或切除黏膜，以及切除下鼻甲骨。

其中，最广为人知的便是使用激光或高频加热

使黏膜凝固的手术。这是一种在门诊就能简单实现的治疗方法，现在已被广泛使用。然而，该手术的效果也有局限性。对于花粉症患者来说，其效果可能会持续数年，但似乎在许多慢性鼻炎的病例中，其效果会在半年左右就消失不见。

　　传统的鼻部手术不但切除了下鼻甲黏膜，还包括其中的一些骨头。人们基本上认为通过这种方法可以拓宽气道，进而改善鼻塞。但实际上我们发现，过度切除下鼻甲会使鼻塞症状恶化。这是因为下鼻甲就像一个鳍，使进入鼻子的空气得以在整个鼻腔循环。如果切除下鼻甲，空气会直接流入喉咙，而不会在整个鼻腔内循环，鼻子本身的功能就会下降。另外，对于鼻腔狭窄的人和鼻腔小的儿童来说，很难在尽可能保留下鼻甲结构的同时改善鼻塞。

■ 鼻后神经手术

该手术将切断分布于鼻黏膜的副交感神经，是为了抑制鼻腔过度分泌鼻涕而设计的，大约在 50 年前便有了。它具有很好的治疗效果，并已在世界各地使用了一段时间。但在当时，这种手术是从鼻外切断神经的大型手术，而且有导致泪液难以分泌的副作用，要过一阵子才能逐渐恢复。

当确认这种手术对鼻黏膜肿胀也有效，并考虑到它可以用来治疗鼻塞后，经过反复试验，我于 1997 年开发了"鼻后神经切断术"。这项手术不会造成泪液分泌障碍等副作用，同时还能保持治疗效果。手术从鼻内侧进行，只需要将鼻黏膜切开 1cm 左右。它的特点之一是几乎不会出血，对患者的身体也几乎没有负担。

通过对这种手术方法和设备的反复改进，不仅可以保留伴随神经的直径约 2mm 的鼻部动脉，还可以保留细小的鼻部静脉，显微镜手术仅切断直径约 0.2 ~ 0.5mm 的鼻部神经。这大大降低了手术中和手术后出血的风险，也减轻了患者的身体负担。目前，欧美国家有很多关于鼻后神经切断术治疗鼻塞有效性的报道（*8）。

鼻后神经切断术对治疗鼻塞、流鼻涕和打喷嚏，有着药物所无法企及的效果。根据在我们诊所进行的一项调查显示，50% 以上的慢性鼻炎和花粉症患者术后即使在花粉季节也不需要使用药物。很明显，这种手术作为花粉症的预防性治疗十分有效。

■ 鼻腔扩容术

鼻腔扩容术是在保持鼻腔结构与功能的同时，

扩大鼻腔改善通气的手术。这是一项仅在日本报道过的新手术，由于对患者身体的负担较小，因此作为日间手术而进行。我们对该手术进行了长达 3 年的研究，让手术安全到即便是儿童也能接受。虽然与其他手术相比还不算完全成熟，但是，目前已证实它比传统的鼻塞手术更有效。

■ 鼻中隔偏曲手术

鼻中隔是将鼻腔分为左、右两部分的中央壁。当鼻中隔偏曲时，可以通过手术去除鼻部软骨或骨头矫正弯曲。

鼻中隔偏曲被认为是导致鼻塞的主要原因之一，而这种手术长期以来被认为是治疗鼻塞的有效方法。然而，我却发现鼻中隔偏曲不太可能是鼻塞的主要原因。如果我们认为鼻塞是由于从两个鼻孔吸入的总空气量减少而引起的症状，而鼻中隔偏曲只会使一个鼻孔变窄而另一个鼻孔变宽。如此一来，鼻中隔偏曲导致鼻塞这一说法便不太站得住脚。

事实上，许多鼻中隔偏曲的人并不会出现鼻塞。此外，根据我的从医经验，几乎所有抱怨鼻塞且CT扫描显示鼻中隔偏曲的患者都患有慢性鼻炎。因此，我怀疑鼻塞的主要原因是慢性鼻炎而不是鼻中隔偏曲。对于慢性鼻炎患者，如果同时存在鼻中隔偏曲，那么仅仅做这一种手术也不太可能改善鼻塞。

■ 慢性鼻窦炎手术

当连接鼻窦和鼻腔的自然口变窄并阻碍空气吸入和呼出鼻窦时，就会发生慢性鼻窦炎。慢性鼻窦炎手术旨在扩大变窄的自然口。慢性鼻窦炎的很多病例表现为鼻黏膜增厚（炎症导致的变厚），所以慢性鼻窦炎多半是慢性鼻炎引起的继发性疾病。近年来，日本之外支持这一观点的论文数量有所增加（*9）。

以前，鼻部手术治疗对身体的负担很大，所以通常只有成年人才能接受，而且需要住院大约 2 ~ 4 周。但是，随着内窥镜的引入，手术减轻了对患者身体造成的负担，更提高了安全性，且基本上都是日间手术，患者在术后当日或者次日就能回家，就连儿童也可以做。如果保守治疗不能产生预期效果，手术治疗便是一种选择。

3 一边控制症状，一边和平共处

到目前为止，我们已经专门研究了如何治疗导致鼻塞的鼻炎。然而我要再次说明，鼻炎是一种无法彻底治愈的疾病，手术后仍然可能会出现打喷嚏、流鼻涕和鼻塞。但是，如果通过手术治疗改善了基本的症状，其他鼻炎症状则可以通过简单的洗鼻子或使用类固醇滴鼻剂来控制。

对于鼻炎患者来说，治疗应以"一边控制鼻塞，一边和平共处"为目标向前推进，尤其要在缓解夜间鼻塞、改善睡眠质量、改善身心效能上下功夫。

第7章

睡眠障碍对孩子
身心的影响

1 孩子的鼻塞很难注意到

　　许多读者都有孩子，请大家仔细监测你家孩子的鼻塞情况。如果有鼻塞的话，你可以考虑让孩子参与治疗。

　　至此，我们已经明白，鼻塞会导致口呼吸，而睡眠中的鼻塞则是导致睡眠障碍和睡眠呼吸障碍的原因之一，对身心都有负面影响。对于成长中的孩子来说，鼻塞的影响更是多方面的。

　　儿童鼻塞很难被发现。造成这种情况的原因之一是，如果鼻塞是从小一直延续的，那么一切就会变得理所当然，孩子们并不会意识到自己有鼻塞。

当我问来就诊的孩子"你有鼻塞吗？"，他们中的大多数人都会摇头。然而，当被问到"你白天犯困吗？"或者"跑步时你觉得喘不过气吗？"，他们便会点头。经检查发现，这些表现都属于典型的慢性鼻炎，而这样的病例并不少见。

鼻炎是一种常见病，家长很容易忽视。即使你注意到自己的孩子偶尔会打喷嚏或流鼻涕，但很多人可能会认为这在孩子身上很常见，不值得专门去医院检查。

为了尽早发现孩子是否有鼻塞，需要家长仔细观察他们。以下是检查你的孩子是否有鼻塞的一些要点。

首先，请对照下面的检查表来检查你的孩子是否有如下症状。

儿童鼻塞检查表

睡眠中，起床时

- ☐ 打鼾

- ☐ 睡眠中呼吸暂停

- ☐ 睡眠中口呼吸

- ☐ 半夜醒来

- ☐ 即便是小学生了还会尿床

- ☐ 早上起床时头晕眼花

白天

- ☐ 犯困

- ☐ 嘴巴常常张开

- ☐ 运动时喘不过来气

□ 对气味不敏感

□ 经常流鼻涕

□ 经常打喷嚏

吃饭时

□ 无法充分咀嚼，直接吞咽

□ 吃饭比较耗时

□ 吃饭时张嘴咀嚼

健康状况

□ 下巴小、牙齿不好

□ 长不高

□ 弯腰驼背

精神状况

☐ 读书时难以专注

☐ 坐立不安

☐ 疲劳

☐ 易怒

☐ 表情匮乏

婴儿

☐ 在母乳喂养期间暂停喝奶，要用嘴呼吸

稍后我们将详细介绍，首先让我们快速浏览一下这些检查要点。

睡眠中打鼾和呼吸暂停是睡眠中鼻塞的迹象。另外，正如前文反复解释的，只要人类可以通过鼻子呼吸，原则上就不会口呼吸。如果你在睡眠中张嘴呼吸，那么就可能意味着你有鼻塞症状。

如果你因鼻塞而发生睡眠障碍，你就会睡得很浅，也更容易在半夜醒来。如果你在白天醒来感到昏昏欲睡或犯困，应该就是睡眠质量差的缘故。

如果你的孩子上了小学还会尿床，则很有可能是深度睡眠时脑垂体分泌的抗利尿激素减少了，所以这也是睡眠障碍的表现。

对于白天鼻塞的病例而言，你可能会发现孩子因为口呼吸而张着嘴的样子。

口呼吸相比鼻呼吸而言，更难吸入氧气，所以运动时喘不过来气也可能是鼻塞的征兆。

此外，如果孩子鼻塞，在吃饭时他们便无法进行鼻呼吸，也就很难闭上嘴巴好好咀嚼。所以，如果发现孩子不好好咀嚼就吞咽食物，吃饭耗时久且不爱吃饭，或常常张着嘴咀嚼，都可以考虑可能是鼻塞。

而如果孩子经常流鼻涕或打喷嚏，则可能患有慢性鼻炎，也应该怀疑可能引发了鼻塞。

如果发现孩子下巴小、牙齿不好，而且身高增长慢，又或者弯腰驼背，都有可能是鼻塞导致的发育迟缓。

不仅如此，坐立不安、疲劳、易怒或表情匮乏这一类情况，也有可能是因为鼻塞导致睡眠质量下降而引发的问题。另外，观察其他鼻塞表现的要点也很重要。

2 睡眠障碍阻碍身心发展的可能性

美国斯坦福大学的克里斯蒂安·吉勒米诺教授发表了一篇关于儿童睡眠呼吸障碍的论文，首次将睡眠中呼吸暂停的呼吸障碍命名为睡眠呼吸暂停综合征。其中，他提及了鼻塞与睡眠呼吸障碍，以及它们对身体发育的影响，并在新生猴子的实验报告中指出，鼻塞会抑制腭骨和上呼吸道（从鼻子到气管入口）的发育（*10）。

这种现象在人类儿童中也能得到确认：未经治

疗的腺样体肥大或鼻炎引起的鼻塞可导致下颌和喉咙之间的腭骨、舌头、喉咙肌肉和舌骨的生长受到抑制（*11）。由于包括喉咙在内的上呼吸道变得更窄，成年后睡眠呼吸障碍的风险便会增加。

此外，吉勒米诺的论文里还说，睡眠期间因呼吸障碍而过度消耗能量，会扰乱胰岛素活性与生长激素分泌，从而抑制身体发育。论文的结论是，对于患有睡眠呼吸障碍的儿童，首要任务便是去除鼻炎与腺样体肥大等引发鼻塞的原因，恢复鼻呼吸。

我个人觉得吉勒米诺在他的论文中展示了我自己在治疗儿童鼻塞时所实际感受到的情况。

如前章所述，鼻部手术过去对身体的影响很大，通常需要住院约 2 ~ 4 周。

对于儿童来说，他们难以承受包括出血在内的手术负担，更不用说还容易出现并发症。由于手术需要全身麻醉，因此需要仔细考虑与儿童相关的风险。同时，由于手术后会继续治疗，让儿童配合术后治疗也非易事。

由于上述种种困难，长期以来，我都觉得很难对儿童进行鼻部手术。

但如今，全身麻醉和全身管理方法正在发展，与麻醉和手术相关的并发症风险程度也取决于手术的类型，风险可以说已降至极低。

我改进了治疗鼻炎的手术，并设计了一种更安全、对身体影响更小的实施方法。自 2000 年以来，开始为鼻塞特别严重的儿童进行手术。

也是直到那个时候，我们才意识到居然有那么多孩子的鼻塞症状很严重，并引发了睡眠障碍。由此，身心发育受阻的案例也比比皆是。

3 | 因鼻塞改善而发生变化的 3 个案例

　　手术治疗后，鼻塞状况改善的孩子家长纷纷表示，以前夜里多次醒来的孩子，现在可以睡到天亮了，醒来后不犯困了，等等。孩子们一天天长大，鼻塞的改善并不能解释所有的变化，但很多治疗后的孩子确实出现了身高快速增长、注意力增强、运动能力提高等表现。此外，易怒与暴躁的孩子在鼻塞缓解后变得平静很多，夜间遗尿也得到改善或彻底消失。在这里，我们介绍其中 3 个孩子的案例。

■ 案例1：呼吸更顺畅、游得更远的小学生B同学

B同学，9岁，从3岁左右开始一直流口水和口呼吸。他说医生告诉过他可能是因为腺样体肥大而导致口呼吸，情况并不紧急，所以先观察就好。

但是，他一直流口水，也根本没有用鼻子呼吸的迹象。上幼儿园的时候，他还被老师警告过，称"跟他说话的时候，他总是听不见"。

他来我们医院就诊时的情况是：晚上打鼾，一起床就会感到喉咙干渴，而且起床非常困难。我认为是因为他晚上的鼻塞引发了睡眠呼吸障碍。即使在白天，他也张着嘴，根本无法通过鼻子呼吸。但B同学并不觉得自己有鼻塞，因为他根本不知道鼻子不堵塞的状态是什么样的。

鼻塞手术治疗3个月后，首先改变的是他的睡

眠状态。据他父母所说，他不再打鼾，睡觉时可以闭上嘴，用鼻子呼吸。如果拥有足够的睡眠，他便可以自己轻松醒来。此外，还听说他手术后注意力有所提高，可以长时间阅读历史类等喜欢的书籍。另外，他在就读的游泳学校可以更轻松地呼吸，游泳距离也一下子增加了不少。B同学称手术之前他只能游25米，手术之后可以游到50米。他还高兴地报告说："用鼻子呼吸更容易了。当我和朋友打球时，我能够更快地投球，也更容易接住球。"

■ 案例2：不再易怒的小学生C同学

C同学（9岁）在做牙齿矫正时，被牙医告知他不能用鼻子呼吸，之后来我院治疗。他也有严重的鼻塞，并引发了睡眠障碍。据他的父母说，C同学入睡困难，且睡得很浅，半夜听到家人回家的声音便会醒来，睡觉时也会打鼾。他的父亲还说："我担心他张着嘴睡觉，所以还试图用胶带封住他的嘴，但很快就被他撕掉了。"

从他白天的表现来看，大家都认为他睡眠不足。他白天经常打哈欠，老师也会告诉他"你看起来很困啊"。而且，C同学还有发育障碍，一登上校车就倒头大睡，做作业的时候也犯困。此外，看着他易怒不安的状态，父母非常担心。

而在对他的鼻塞进行手术治疗后，C同学各个方面都发生了显著的变化。

术后3个月，C同学晚上便不再打鼾，可以一觉睡到早上，半夜也不会醒来。他上了校车不会倒头就睡，上课时也不再犯困。

家长表示，他们感受到孩子的最大变化就是注意力提高了，也没那么易怒了。此外，C 同学还表示，他做鼻部手术前不太喜欢运动，经常跑一会儿就累，但手术后便有所好转。

到了旅行目的地，他也可以在游泳池里疯玩，而且还可以一个人独自挑战高难度的运动游乐设施。

家长还对我说："孩子变得积极主动了。在眼皮子底下发生了这样巨大的变化，让我们真正意识到鼻呼吸的重要性。"

■ 案例 3：注意力提高的初中生 D 同学

D 同学（15岁）说自己从小就经常鼻塞，白天也好，晚上睡觉也罢，都是口呼吸，而且睡觉时打鼾，早上起床也很困难。家长也常常想：他是不是睡眠不足。

成为初中生后，在安静的地方学习时，他注意到了自己口呼吸的声音。此外，在网球俱乐部的比赛中，他也因为口呼吸而感到痛苦。放学回来吃完晚饭，他经常倒头就睡着了。家长见到他嘴巴总是张着，注意力欠佳的样子，开始有些担心。

就 D 同学的情况而言，一次手术不足以改善他的鼻塞，所以他做了两次手术。

第二次手术一年半后，我问他怎么样，他说现在睡觉不再张嘴，之前入睡很痛苦，能够鼻呼吸之后这种痛苦便消失了。睡眠得到改善，起床后神清气爽的天数也在增加，饭后也不会马上倒头大睡。

"我以前长跑时不得不用嘴呼吸，这有时会让我的喉咙疼痛。鼻部手术后，每天的课后活动变成了一种享受，自己感觉可以很好地发挥体能与技能。学习的时候，也觉得自己大部分时间都可以集中注意力。"

与鼻部手术前相比，D同学5个科目（5段评分）的成绩全部提高了3—4个段位。

B同学、C同学和D同学并非特例，很多孩子改善鼻塞后身高出现了快速增长。据相关信息，人的大脑发育在12～14岁完成，但大家得知道，在大脑发育期间，如果忽视了睡眠障碍，也许会导致不可逆转的问题。

接下来，让我们仔细看看鼻塞导致的睡眠障碍如何影响孩子的大脑发育。

4 | 睡眠障碍与大脑的关系

根据《睡眠中儿童的成长力量》（白川修一郎著、东京书籍出版）一书，鼻塞引起的睡眠障碍极大地影响了额叶和顶叶的功能。已经证实，睡眠不足会导致大脑中流向额叶和顶叶的血流量不足。

额叶和顶叶是人类在进化过程中形成的"新大脑"，与猴脑相比，它们占据大脑皮层的比例非常大，这表明它们参与的"人性"最多。具体而言，额叶和顶叶负责人类非常重要的功能，例如注意力、专注力、短期记忆、认知、情感、动机相关（欲望、干劲等），以及共情能力等。

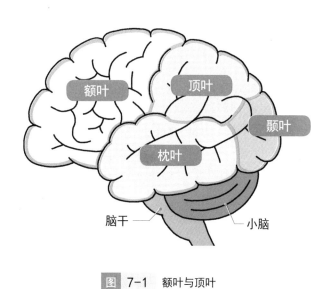

图 7-1　额叶与顶叶

除了学习层面的问题，还有很多让人困扰的问题，比如，无法集中注意力、容易分心、健忘、烦躁不安、坐不住、不经大脑就付诸行动等（*12）。

事实上，在因鼻塞来医院就诊的儿童中，有不少疑似 ADHD（注意缺陷与多动障碍）的患者，这其实是一种发育障碍。在厚生劳动省的网站上，发育障碍包括自闭症、阿斯伯格综合征、ADHD、学习障碍、抽动障碍、口吃等。

记录显示，这些孩子都有一个共同点，那就是他们天生有某种脑功能障碍。其中，ADHD 会导致不能集中精神、容易分心、健忘等注意力不集中的问题，其特点是躁动不安、坐不住等"多动性"，以及遇到事情不经大脑就付诸行动的"冲动性"。你是否注意到，ADHD 的特征与因鼻塞和额叶功能障碍导致的睡眠障碍有很多共同点。事实上，当这些孩子的鼻塞得到改善、睡眠不足得到解决时，那些疑似 ADHD 的症状便会自行消失（*13）。

以前面介绍的 C 同学为例，为他治疗鼻塞后，他的注意力便得到提高，烦躁情绪也消失无踪，而且还变得积极向上。许多孩子都会表现出这样的变化。在某个案例中，还有一名总是四处走动、坐不住的 3 岁儿童也是通过洗鼻子缓解了鼻塞后的 ADHD 症状。

有关儿童睡眠不足与 ADHD 之间的关系，请参阅《我们为什么睡觉：睡眠和梦的新科学》（马修·沃克著），这本书中也提到了这一点。

以下便是对此书的部分引述。

被诊断患有 ADHD 的儿童焦躁不安、喜怒无常，而且很容易分心。他们难以专心做功课，患抑郁症的风险增加。

光是看这些症状，即使不了解 ADHD，你也许也会意识到该症状与睡眠不足的症状一模一样。而睡眠不足的孩子去了医院，并不知道自己睡眠不足，仅仅是向医生说明了症状，那么医生很有可能会诊断为ADHD，继而给孩子开相应的处方。

书里，沃克还讨论了与 ADHD 相关的儿童睡眠呼吸暂停。

由于大脑没有得到足够的氧气，孩子会在夜间多次醒来以恢复呼吸。结果，宝贵的深度睡眠被打乱。这种因为睡眠呼吸暂停综合征所导致的睡眠不足每晚都在发生，将持续数月，甚至数年之久。

长期慢性睡眠不足的状态会导致孩子的气质、认知、情绪与学习成绩的诸多变化，继而产生如同ADHD 一样的症状。

有幸被正确诊断为睡眠障碍并接受手术切除腺样体或扁桃体的儿童通常被证明没有 ADHD。当通过手术改善睡眠后，ADHD 症状一般会消失。

书中说，最近的调查和临床数据显示，超过 3% 被诊断为 ADHD 的儿童实际上都有睡眠障碍。

孩子越小，鼻塞对大脑发育的影响越严重。家长需要多观察自己的孩子，检查他们是否无法集中精神，是否多动、冲动，又或者喜怒哀乐的情绪比较强烈或比较匮乏、经常发脾气、做任何事情都没有动力等。如果怀疑是鼻塞引起的，建议你带孩子去医院就诊。

打鼾的孩子成绩差?!

缓解鼻塞是让孩子充分展示自己能力的关键，因为鼻塞导致的睡眠呼吸障碍有影响孩子学习成绩的风险。

例如，针对德国和奥地利的 1144 名小学生，有一份关于儿童打鼾与学习成绩之间关系的有趣报告（*14）。报告发现，在睡眠中打鼾的儿童学习成绩不佳的风险是正常儿童的两倍，而且这种风险随着打鼾频率的增加而增加。

该报告无法确定学习成绩与夜间摄氧量减少之

间的因果关系。然而，另一份报告表明，患有睡眠呼吸暂停综合征的成年人白天大脑活动的下降是由于夜间摄氧量减少与睡眠障碍的缘故（*15）。

美国路易斯维尔大学对 1588 名 13 ～ 14 岁儿童进行的一项研究发现，儿童睡眠呼吸障碍不仅会降低大脑活动，还会损害大脑发育（*16）。同一项调查显示，在那些成绩较差的孩子里，低年级儿童在 6 岁前有打鼾病史的概率较高，儿童时期因睡眠呼吸障碍导致缺氧（夜间氧气摄入量减少）的概率较高，而脑神经系统可能会继续对他们以后的学习能力产生不利影响。

前面介绍的 D 同学，在接受鼻塞手术治疗后，成绩显著提高。而这其实只是 D 同学将本有的能力充分发挥后的结果而已。

儿童是社会的未来。如果鼻塞阻碍了孩子先天能力的发展，我想这对社会来说是一种巨大的损失。

6 "能睡的孩子长得好"的真理

　　每个孩子的体形和生长速度不一样。此外，身体发育迟缓一般有多种原因，我觉得应该尽量避免激起家长不必要的焦虑。

　　从鼻科专家的角度来看，我认为鼻子与睡眠，还有身体发育之间可能是有关系的。正如我反复告诉大家的那样，如果因鼻塞而出现睡眠呼吸障碍，就会导致因睡眠障碍而引发的慢性睡眠不足。而睡眠不足会影响孩子们的身体发育。

都说"能睡的孩子长得好",充足的睡眠的确对孩子的成长至关重要。

睡眠呼吸障碍抑制生长发育的原因之一,便是控制激素分泌的下丘脑和垂体的功能会因睡眠障碍而降低。

在睡眠期间,脑垂体会分泌生长激素。生长激素是儿童长高、修复损伤、增强肌肉和消除疲劳所必需的东西。睡眠不足会导致生长激素分泌不足,这样的话便会让儿童的身体发育推迟。我见过很多孩子在鼻塞改善后突然长高,我相信这是因为生长激素的分泌重回正常的缘故。

另外,在睡眠期间,脑垂体还会分泌抗利尿作用的加压素。睡眠障碍则会影响加压素分泌,进而导致夜间遗尿。事实上,因为鼻塞来就诊的儿童中,有很多患者上了小学还有尿床问题。然而治疗鼻塞之后，大多数儿童的尿床问题改善了。如果你觉得孩子个头小，担心孩子的生长发育，又或者担心他老是尿床，那么请考虑鼻子方面的原因，建议检查一下孩子是否有鼻塞问题。

7 口呼吸，让孩子变得不活跃

当我问鼻塞孩子的家长关于孩子日常生活中的表现时，他们大都会说孩子不擅长运动、在家时总是心不在焉、只是躺在那儿不动。

当然，也真有不擅长运动或者不喜欢运动的孩子，但其中许多孩子鼻塞好转时，他们就会精力充沛地跑来跑去。

前面介绍的 B 同学告诉我，他游泳的距离一下子变长了，投球的速度也变快了。C 同学在做鼻部手术前不怎么活跃，而手术治疗后便活跃多了。D 同学也是，鼻塞改善后在课后都能进行长跑了。

这样的变化并不少见。这可能是因为鼻塞会降低血液中的氧气含量，而睡眠不足则会让运动功能降低。

正如本书第 2 章所介绍的，请记住鼻子作为呼吸器官的作用：鼻腔和鼻窦腔的黏膜产生一氧化氮，一氧化氮具有扩张肺血管与有效地将氧气输送到血管中的作用。由于此功能在口呼吸状态下不起作用，因此与鼻呼吸相比，口呼吸时血液中的氧气浓度较低。口呼吸状态下的运动就像在高海拔地区训练一样，人很容易疲倦，无法发挥出本该具有的水平也就不足为奇了。

另外，如果鼻塞持续时间长，孩子的体态也会变差。这是因为当孩子口呼吸时，喉咙就会变窄，于是孩子会把胸部收紧，并把脖子伸出来，以利于空气更好地流通。这种姿势会抑制胸腔的发育，使呼吸所需的肌肉难以得到锻炼。而如果孩子在运动时喘不过气，就会逐渐变得不擅长运动。

我认为睡眠不足会降低运动功能的原因是，负责运动功能的大脑部分功能降低了。正如我之前所提到的，睡眠不足对大脑额叶和顶叶的功能有重大影响。

事实上，额叶联合皮层是顶叶的一部分，负责从身体的感觉信息中掌握空间位置并进行复杂的动作。如果因鼻塞而出现睡眠呼吸障碍，睡眠不足常态化，那么额叶联合皮层的功能就会下降，对于运动来说不可或缺的"三维物体垂直和远近的判断"与"对物体的视觉追踪"等能力，都可能会受到恶劣的影响。

孩子不愿意运动，可能就是因为鼻塞所导致的疲累，以及身体不能随心所欲地活动等。如果运动时发现自己喘不过气，就要考虑鼻塞的可能。

8 | 矫正牙齿先治鼻子的时代

近年来，带孩子来就诊的家长越来越多，他们中很多人对我说："本来想带孩子去矫正牙齿，但牙医却告诉我'请先带孩子去治疗鼻塞'。"

正如本章开头所提到的，鼻塞会干扰儿童的下颌发育（*17）。如果颌骨不发育的话，牙齿就不能很好地贴合，便不可避免地出现排列错位。这就是为何鼻塞让你的牙齿变差。对于还在发育过程中的孩子来说，如果因为鼻塞而导致下颌发育迟缓，那么在牙齿矫正前首先要做的，就是治疗鼻塞。

牙医建议在进行牙齿矫正之前先治疗鼻塞还有另一个原因：如果由于鼻塞和口呼吸而导致嘴巴总是张开，那么牙齿的正畸治疗就不会顺利进行。

如果你不能让嘴闭上，你将无法进行牙齿矫正的治疗。有的家长说："等嘴巴可以闭上了，再带孩子去医院矫正牙齿。"有的家长则是刚发现孩子不能鼻呼吸，便将其带到耳鼻喉科检查。

在颌骨发育不良和牙齿不齐的儿童中，鼻炎情况通常非常严重。如果你担心孩子的牙齿不整齐，也请检查孩子是否有鼻塞。

给孩子洗鼻子的注意事项

正如我们到目前为止所看到的，如果你知道鼻塞的有害影响，尤其是对儿童发育的有害影响，你就会明白，最好不要认为只是鼻子不通气而将其忽略。

如果你怀疑孩子可能有鼻塞，我们鼓励你尝试其他补救措施，例如第 5 章中介绍的洗鼻子。幼儿只要会擤鼻涕，就可以洗鼻子。

儿童洗鼻子的基本方法与成人相同。让我们简单回顾一下。

① 用温水制成渗透压与体液相同的清洗液（生

理盐水）。

②　将清洗液倒入容器中，脸朝下。洗右鼻孔时，

右耳朝上倾斜头部；洗左鼻孔时，左耳朝上倾斜头部。

③　轻轻地将容器中的清洗液送入鼻腔。注意不

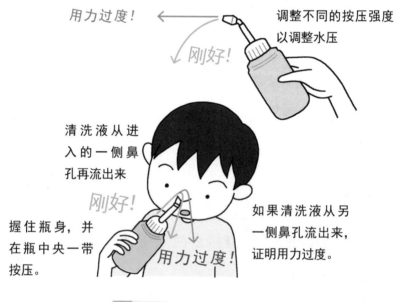

图　7-2　捏住容器按压

要用力过大，不要使从右鼻孔注入的清洗液从左鼻孔流出，或流进喉咙里。

④ 洗完后，轻轻擤鼻涕。

家长要认真、耐心地教导孩子洗鼻子，包括脸的朝向等。在我们医院，当我们向孩子解释如何洗鼻子时，会要求他们拿着专门用于清洗鼻腔的容器，并让他们亲自体验需要用多大力挤压这些容器才能获得适当的压力，以使清洗液流出。

孩子在家洗鼻子的时候，家长或监护人最好先试试清洗液，检查一下压力是否合适，然后与孩子一起拿着容器检查一下洗鼻液流出的压力。

下页的图 7-3 显示了在我们医院接受鼻塞手术治疗的儿童术前观察到的症状及术后 3 个月的改善率。即使是严重的鼻塞，也有望通过手术治疗得到改善。

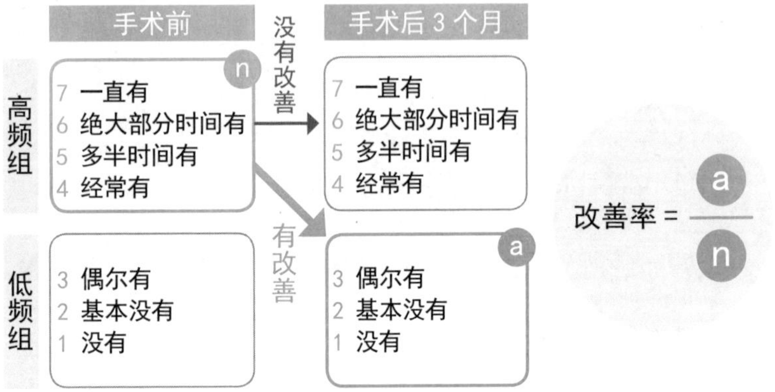

问卷项目	n（人）	改善率（%）
睡眠中口呼吸	70	87
打鼾	44	95
磨牙	16	100
呼吸暂停	9	100
频繁翻身	51	73
半夜醒来	23	100
夜尿	7	86
起床困难	57	72
白天口呼吸	61	77
白天犯困	41	68
注意力欠佳	62	76
情绪不稳定	22	82
叛逆	26	62
躁动不安	38	63
运动时呼吸困难	33	85
流鼻涕	70	73
容易感冒	23	87
进食疼痛	38	89
嗅觉障碍	36	89

注：上表为在我院接受鼻部手术的儿童患者所发现的术前症状及他们的改善率（术后3个月）。
2013年1月—2014年2月／93例

图 **7-3** 儿童症状改善率（手术前与手术后3个月）

如果认为自己的孩子可能也有鼻塞，那么希望你努力寻找改善的措施，以让孩子尽快恢复正常的鼻呼吸。

主要参考文献

1)

Craig TJ, Teets S, Lehman EB, Chinchilli VM, Zwillich C. Nasal congestion secondary to allergic rhinitis as a cause of sleep disturbance and daytime fatigue and the response to topical nasal corticosteroids. J Allergy Clin Immunol. 1998;101(5):633-637. doi:10.1016/s0091-6749(98)70171-x

Rappai M, Collop N, Kemp S, deShazo R. The nose and sleep-disordered breathing: what we know and what we do not know. Chest. 2003;124(6):2309-2323. doi:10.1378/chest.124.6.2309

Ferguson BJ. Influences of allergic rhinitis on sleep. Otolaryngol Head Neck Surg. 2004;130(5):617-629. doi:10.1016/j.otohns.2004.02.001

Georgalas C. The role of the nose in snoring and obstructive sleep apnoea: an update. Eur Arch Otorhinolaryngol. 2011;268(9):1365-1373. doi:10.1007/s00405-010-1469-7

Migueis DP, Thuler LC, Lemes LN, Moreira CS, Joffily L, Araujo-Melo MH. Systematic review: the influence of nasal obstruction on sleep apnea. Braz J Otorhinolaryngol. 2016;82(2):223-231. doi:10.1016/j.bjorl.2015.05.018

Fried J, Yuen E, Li A, et al. Rhinologic disease and its impact on sleep: a systematic review [published online ahead of print, 2020 Dec 4]. Int Forum Allergy Rhinol. 2020;10.1002/alr.22740. doi:10.1002/alr.22740

2)

Fitzpatrick MF, McLean H, Urton AM, Tan A, O'Donnell D, Driver HS. Effect of nasal or oral breathing route on upper airway resistance during sleep. Eur Respir J. 2003;22(5):827-832. doi:10.1183/09031936.03.00047903

3)

Matsumoto T, Murase K, Tabara Y, et al. Impact of sleep characteristics and obesity on diabetes and hypertension across genders and menopausal status: the Nagahama study. Sleep. 2018;41(7):10.1093/sleep/zsy071. doi:10.1093/sleep/zsy071

4)

Georgalas C. The role of the nose in snoring and obstructive sleep apnoea: an update. Eur Arch Otorhinolaryngol. 2011;268(9):1365-1373. doi:10.1007/s00405-010-1469-7

5)

McNicholas WT. The nose and OSA: variable nasal obstruction may be more important in pathophysiology than fixed obstruction. Eur Respir J. 2008;32(1):3-8. doi:10.1183/09031936.00050208

6)

Ibrahim N, Tyler MA, Borchard NA, Rathor A, Nayak JV. Nasal vestibular body treatment for recalcitrant nasal obstruction. Int Forum Allergy Rhinol. 2020;10(3):388-394. doi:10.1002/alr.22463

7)

Casale M, Moffa A, Cassano M, et al. Saline nasal irrigations for chronic rhinosinusitis: From everyday practice to evidence-based medicine. An update. Int J Immunopathol Pharmacol. 2018;32:2058738418802676. doi:10.1177/2058738418802676
Succar EF, Turner JH, Chandra RK. Nasal saline irrigation: a clinical update. Int Forum Allergy Rhinol. 2019;9(S1):S4-S8. doi:10.1002/alr.22330
Liu L, Pan M, Li Y, Tan G, Yang Y. Efficacy of nasal irrigation with hypertonic saline on chronic rhinosinusitis: systematic review and meta-analysis. Braz J Otorhinolaryngol. 2020;86(5):639-646. doi:10.1016/j.bjorl.2020.03.008

8)

Sonoda S, Murakami D, Saito Y, et al. Long-term effectiveness, safety, and quality of life outcomes following endoscopic posterior nasal neurectomy with submucosal turbinectomy for the treatment of intractable severe chronic rhinitis [published online ahead of print, 2021 Jan 11]. Auris Nasus Larynx. 2021;S0385-8146(20)30331-X. doi:10.1016/j.anl.2020.12.009
Wang L, Chen M, Xu M. Effect of posterior nasal neurectomy on the suppression of allergic rhinitis. Am J Otolaryngol. 2020;41(3):102410. doi:10.1016/

j.amjoto.2020.102410

Yan CH, Hwang PH. Surgical Management of Nonallergic Rhinitis. Otolaryngol Clin North Am. 2018;51(5):945-955. doi:10.1016/j.otc.2018.05.010

9)

Badr DT, Gaffin JM, Phipatanakul W. Pediatric Rhinosinusitis. Curr Treat Options Allergy. 2016;3(3):268-281. doi:10.1007/s40521-016-0096-y

Hoffmans R, Wagemakers A, van Drunen C, Hellings P, Fokkens W. Acute and chronic rhinosinusitis and allergic rhinitis in relation to comorbidity, ethnicity and environment. PLoS One. 2018;13(2):e0192330. Published 2018 Feb 5. doi:10.1371/journal.pone.0192330

10)

Guilleminault C, Pelayo R. Sleep-disordered breathing in children. Ann Med. 1998;30(4):350-356. doi:10.3109/07853899809029934

11)

Harvold EP, Tomer BS, Vargervik K, Chierici G. Primate experiments on oral respiration. Am J Orthod. 1981;79(4):359-372. doi:10.1016/0002-9416(81)90379-1

Tomer BS, Harvold EP. Primate experiments on mandibular growth direction. Am J Orthod. 1982;82(2):114-119. doi:10.1016/0002-9416(82)90490-0

12)

Shapiro PA. Effects of nasal obstruction on facial development. J Allergy Clin Immunol. 1988;81(5 Pt 2):967-971. doi:10.1016/0091-6749(88)90162-5

Zheng W, Zhang X, Dong J, He J. Facial morphological characteristics of mouth breathers vs. nasal breathers: A systematic review and meta-analysis of lateral cephalometric data. Exp Ther Med. 2020;19(6):3738-3750. doi:10.3892/etm.2020.8611

13)

Gozal D, Pope DW Jr. Snoring during early childhood and academic performance at ages thirteen to fourteen years. Pediatrics. 2001;107(6):1394-

1399. doi:10.1542/peds.107.6.1394

Urschitz MS, Guenther A, Eggebrecht E, et al. Snoring, intermittent hypoxia and academic performance in primary school children. Am J Respir Crit Care Med. 2003;168(4):464-468. doi:10.1164/rccm.200212-1397OC

14)

Urschitz MS, Guenther A, Eggebrecht E, et al. Snoring, intermittent hypoxia and academic performance in primary school children. Am J Respir Crit Care Med. 2003;168(4):464-468. doi:10.1164/rccm.200212-1397OC

15)

Bédard MA, Montplaisir J, Richer F, Malo J. Nocturnal hypoxemia as a determinant of vigilance impairment in sleep apnea syndrome. Chest. 1991;100(2):367-370. doi:10.1378/chest.100.2.367

Cheshire K, Engleman H, Deary I, Shapiro C, Douglas NJ. Factors impairing daytime performance in patients with sleep apnea/hypopnea syndrome. Arch Intern Med. 1992;152(3):538-541.

16)

Gozal D, Pope DW Jr. Snoring during early childhood and academic performance at ages thirteen to fourteen years. Pediatrics. 2001;107(6):1394-1399. doi:10.1542/peds.107.6.1394

17)

Moss ML. The functional matrix hypothesis revisited. 1. The role of mechanotransduction. Am J Orthod Dentofacial Orthop. 1997;112(1):8-11. doi:10.1016/s0889-5406(97)70267-1

Trabalon M, Schaal B. It takes a mouth to eat and a nose to breathe: abnormal oral respiration affects neonates' oral competence and systemic adaptation. Int J Pediatr. 2012;2012:207605. doi:10.1155/2012/207605